Susanne Rieck

Autismen als Chance

AUTISMUS

STUDIEN, MATERIALIEN UND QUELLEN

herausgegeben von Brita Schirmer

Band 34

Susanne Rieck

Autismen als Chance

zum Lernen von Selbstverantwortung in Kommunikation und Beziehung

WEIDLER Buchverlag

Erstveröffentlichung
Verlag: Westfälische Reihe, Münster 2016

2., überarbeitete Auflage

ISBN 978-3-89693-765-0

Herstellung durch Frank & Timme GmbH
Wittelsbacherstraße 27a, 10707 Berlin
info@frank-timme.de

www.weidler-verlag.de

Am Walde

Am Waldsaum kann ich lange Nachmittage,
Dem Kuckuck horchend in dem Grase liegen;
Er scheint das Tal gemächlich einzuwiegen
Im friedevollen Gleichklang seiner Klage.

Da ist mir wohl, und meine schlimmste Plage
Den Fratzen der Gesellschaft mich zu fügen
Hier wird sie mich doch endlich nicht bekriegen
Wo ich auf eigne Weise mich behage.

Und wenn die feinen Leute nur erst dächten
Wie schön Poeten ihre Zeit verschwenden,
Sie würden mich zuletzt noch gar beneiden.

Denn des Sonetts gedrängte Kränze flechten
Sich wie von selber unter meinen Händen
Indes die Augen in der Ferne weiden.

Eduard Mörike, 1832

Ausgesucht für dieses Buch von
meiner Tochter Miriam, damals 12 Jahre alt.

Inhalt

Teil II: Lernchancen und Lernmethoden

Vorwort

Liebe Leserin, lieber Leser!

In diesem Buch geht es in recht nüchternen Worten um das, was ich als Kind schon einmal mühelos wusste. Allerdings hatte ich dafür noch keine Worte, brauchte sie auch nicht. Aber die Tatsache, dass das, was ich so gut kenne, von denen, die es nicht so gut kennen, besprochen, beschrieben und bewertet wird, fordert mich heraus, mein implizites Wissen in Worte zu fassen.

Wer kann einem Anderen ein fremdes Land mit einer fremden Kultur so nahebringen, dass dieser Andere Lust bekommt es zu bereisen ohne zu viel Angst und Verunsicherung? Der Ureinwohner dieses Landes oder eher derjenige aus unserer Kultur, der dort einmal lange gelebt hat und der es als seine zweite Heimat ansieht? Oder vielleicht der Forscher, der Kriterien zum Beschreiben und Bewerten dieser fremden Kultur entwirft und Theorien für deren Entstehung entwickelt?

Der Ureinwohner wird es nicht leicht haben, verstanden zu werden. Selbst wenn er unsere Sprache erlernt hat, wird es in seiner Kultur viele Dinge geben, die er nicht übersetzen kann, weil es dafür keine Worte gibt, oder weil er unseren Verstehens- und Erlebenshorizont nicht kennt.

Der Forscher wird es dagegen einfacher haben, verstanden zu werden. Er spricht unsere Sprache, beschreibt und erklärt in unserem Verständnisrahmen und verwendet Worte, die wir in ihrer Bedeutung nicht missverstehen. Nur: Wenn wir uns auf ihn verlassen, bleibt die exotische Kultur für uns exotisch. Wir können uns beim Bereisen des fremden Landes sicher fühlen, wir können sehen und erklären in den angebotenen Kategorien. Aber wir lernen diese Kultur nicht wirklich kennen. Wir lernen eigentlich nichts dazu. Wir verändern uns nicht.

Daher glaube ich mit einiger Sicherheit behaupten zu dürfen: Es ist der zurückgekehrte Emigrant, der uns das fremde Land mit seiner Kultur am ehesten als Reiseziel nahebringen kann. Er spricht beide Sprachen fließend und weiß um die Notwendigkeit der Paraphrasierung des Nicht-Übersetzbaren. Er weiß um gegenseitige Verstehens- und Erlebenslücken, aber auch um das Verbindende, das Gemeinsame beider Kulturen, welches nützlich ist, um diese Lücken allmählich zu schließen. Er bemerkt die groben wie die feinen Defizite, die Fehlannahmen in den Beschreibungen und Theorien des Forschers. Er fühlt sich aufgerufen, diese zu ergänzen und zu korrigieren. Er hatte einmal gelernt, in diesem fremden Land zu überleben und verfügt daher über Kompetenzen, die man von ihm lernen kann, um allmählich selbst in der fremden Kultur immer weniger fremd zu sein. Und letztlich kann er vielleicht vermitteln, dass dort, in dieser fremden Kultur, etwas verborgen liegt und es etwas zu bergen gibt, wonach Menschen unserer Kultur sich so sehr sehnen.

Ich bin Tochter, kleine Schwester und Mutter von Menschen, deren Erlebenskultur sich deutlich von anderen Menschen in meinem Umfeld abhebt. Als Tochter und besonders als Schwester konnte ich mühe- und gedankenlos an dieser Kultur teilhaben und danach wieder in eine andere wechseln. Ich ging davon aus, dass ich auch zukünftig immer und überall Menschen mit dieser Kultur wiederfinden würde. Doch fand ich diese Welt von besonderem Witz und besonderer Achtsamkeit erst wieder wirklich lebendig werden, als meine Tochter geboren war.

Es gibt viele Menschen, die sich als Forscher berufen fühlen, Autismus oder das Asperger-Syndrom immer genauer zu beschreiben und theoretische Erklärungsmodelle für bestimmte Verhaltensweisen zu entwerfen. Es gibt wenige Menschen, die sich bemühen, ihre besondere Welt von innen zu beschreiben, weil sie Ureinwohner in „Aspergia“ sind. Die wenigsten befinden sich in meiner Situation als zurückgekehrte Emigrantin, erlebt zu haben, warum, wie und was man voneinander lernen kann.

Zielbestimmung und Aufbau

Zielbestimmung

Das erste Ziel dieses Buches ist es, dem Leser eine Ahnung von Möglichkeiten zu vermitteln, die sich durch eine veränderte Sichtweise auf das Phänomen Autismus ergeben. Möglichkeiten einer anderen Reaktion der Umwelt, Lernmöglichkeiten für diese Umwelt.

Die bisher dominierende Sichtweise wird neu zur Verhandlung gebracht. Sie wird kritisch hinsichtlich der ihr innewohnenden Vorurteile und lernbehindernden Strukturen untersucht.

Es gibt viele Arten, Verantwortung abzugeben. Sie sind uns so geläufig, wie das kleine Einmaleins. Wenn wir ein besonderes Kind haben, ist die vorherrschende Art meistens die Sorge, die uns oft jahrelang begleitet, weil wir scheinbar keine andere Möglichkeit haben zu (re)agieren. Diese Sorge ist auch gespeist von dem gesellschaftlichen Umgang mit Verschiedenheit, der sich in Diagnosen und Erklärungsformen widerspiegelt.

In dieser Arbeit möchte ich auch meinen persönlichen Lernprozess, mich von den Sorgen zu verabschieden und mir und meiner Tochter mehr Spielräume für Selbstbestimmung zu öffnen, objektivieren und für andere nutzbar machen.

Aus systemisch-konstruktivistischer Sicht soll eine neue Betrachtung von Autismus vorgeschlagen und konsequent bei der Umdeutung bestehender Modelle angewandt werden. „Neue Wege des Denkens führen häufig zu Entdeckungen, die fortschreitend ihre überholten Vorläufer ausrangieren“ (Attwood, 1998).

Aus diesen neuen Denkwegen erschließen sich Möglichkeiten einer anderen Beziehungshaltung und Kommunikation zwischen den Menschen zu einem Mehr an Autonomie und Selbstverantwortung. Das zweite Ziel des theoretischen Teils ist es, daraus folgend die Wege zu konkretisieren, die Lernbrücken zu beschreiben, die zu einem Zuwachs an Autonomie und Selbstverantwortung führen. Ich möchte aus dem dargestellten Denkmodell konkrete Antworten ableiten auf die Frage: Was und wie können wir in unseren verschiedenen Kulturen voneinander lernen? Wenn diese neuen Wege wirklich gelernt werden, heißt dies eben üben, bis es meistens klappt. Eine Veränderung im Tun wirkt zurück auf das Denken. So ist diese Arbeit auch als eine strukturgebende Hilfe für Lern- und Übungsprozesse zu sehen. Ich bin sicher: Es lohnt sich, diese Arbeit zu schreiben, für mich und für alle Menschen, die auch die Gelegenheiten nicht verpassen wollen, die eine solche Beziehung bietet.

Aufbau des Buches

Teil I stellt die Sachanalyse des Lerngegenstandes und die Bedingungsfeldanalyse der Lernenden dar. Es geht dort in den Kapiteln 1 bis 3 um die Beantwortung folgender Fragen:

- Was versteht man unter Lernen?
- Welche Bedingungen behindern oder fördern Lernprozesse?
- Was versteht man unter Autonomie und Selbstverantwortung?
- Welche Bedingungen behindern oder fördern die Entwicklung von Selbstverantwortung?
- Wie zeigt sich Selbstverantwortung in Beziehung und Kommunikation?

Grundlage für diese Sachanalyse sind die Erkenntnisse aus der modernen Säuglingsforschung, die in Verwendung und Korrektur psychoanalytischer Theorien entstanden.

Anschließend wird in Teil I, Kapitel 4 bis 7 der Autismusbegriff in seiner Entwicklung wie auch der gegenwärtig dominierenden psychiatrischen Sichtweise vorgestellt und kritisch hinsichtlich folgender Fragestellung betrachtet:

- Welche Wirkung hat das Verständnis von Autismus als einer personenbezogenen Eigenschaft auf gegenseitige soziale Lernprozesse, also auch auf die Entwicklung von Selbstverantwortung?

Grundlage hierfür bilden die umfangreiche Ratgeberliteratur und medizinisch-psychiatrische Literaturquellen.

Anschließend wird in Kapitel 5 ein neuer Begriff von „Autismen“ aus systemisch-konstruktiver Sicht vorgeschlagen und hinsichtlich der gleichen Fragestellung betrachtet. Als dabei hilfreiche Literatur-Quellen werden überwiegend Schriften aus der systemischen Sonderpädagogik herangezogen.

Die folgenden Kapitel 6 und 7 greifen die gewonnen Erkenntnisse erneut auf und stellen die Entwicklung von Autonomie und Selbstverantwortung unter veränderten sensorischen Ausgangsbedingungen und unter besonderen sozialen Bedingungen dar. Daraus folgt in Kapitel 7 die Notwendigkeit einer kritischen Umdeutung der Diagnosekriterien, der bisherigen Forschungsergebnisse, wie auch der bisherigen Erklärungsmodelle für Autismus. Eine solche Umdeutung wird ausführlich vorgestellt.

Eine Zusammenfassung erfolgt in Kapitel 8.

> Jeder Mensch wird in sich finden, was andere in ihn hineinsehen. Es sollte in dem theoretischen Diskurs darum gehen, das eigene Menschenbild zu offenbaren, die eigene Sicht auf ihre Wirkung zu überprüfen und gegebenenfalls zu verändern.

Die Möglichkeiten und methodischen Wege zu einem „Voneinander – lernen“ werden anschließend in Teil II vorgestellt und an Beispielen erläutert.

Teil I: Theoretische Grundlegung

1. Begriffsbestimmung

1.1. Lernen

Wenn man als Lehrerin ein Buch über das Lernen schreibt, wird einem bald deutlich, dass man selbst vergessen hat, was man in seiner Ausbildung gelernt hat. Eigentlich hätte doch dort vorkommen müssen, was Lernen eigentlich ist, was Lernprozesse unterstützt oder verhindert. Wieso wusste ich so wenig zu diesem Kapitel zu sagen, als ich es begann zu schreiben?

Was ist Lernen?

Aus lernpsychologischer Sicht wird Lernen als ein Prozess der relativ stabilen Veränderung des Verhaltens, Denkens oder Fühlens aufgrund von Erfahrung oder neu gewonnen Einsichten aufgefasst. Die Fähigkeit zu lernen ist Grundvoraussetzung dafür, sich den Gegebenheiten des Lebens und der Umwelt anpassen zu können, darin sinnvoll zu agieren und sie gegebenenfalls im eigenen Interesse zu verändern. Lernen ist die Voraussetzung für ein reflektiertes Verhältnis zu sich, zu Anderen und zur Welt.

Lernen bedeutet Veränderung. Etymologisch ist das Wort „lernen" mit den Wörter „lehren" und „Liste" verwandt. Es gehört zur Wortgruppe von „leisten", das ursprünglich „einer Spur nachgehen, nachspüren" bedeutet. Im Gotischen heißt lais „ich weiß" bzw. genauer „ich habe nachgespürt" und „laists" für Spur. Die indogermanische Wurzel „lais" bedeutet „Spur, Bahn, Furche" (wikipedia.org/wiki/Lernen).

Diese ursprüngliche Begrifflichkeit taucht in der modernen Gehirnforschung wieder auf: Dort wird belegt, wie unser Gehirn aus flüchtigen Eindrücken bleibende veränderte Verbindungen zwischen Nervenzellen macht. „Aus Erlebnissen der Seele werden Spuren im Gehirn" (Spitzer, 2007, S. 3).

Der Lernende beginnt mit dem Lernen nicht als leeres Gefäß. Wir sind von Geburt an ausgestattet mit einem Wahrnehmungs- und Bewertungssystem, das zwischen bekannt und unbekannt, zwischen lustvoll und lustlos und vielen anderen Affekten differenziert. Dabei gibt es durchaus Unterschiede in der individuellen Ausprägung bei der Nutzung von Sinneskanälen. Unsere Gehirne sind Informationssauger, die gar nicht anders können, als alles Wichtige um uns herum in sich aufzunehmen und auf effektive Weise zu verarbeiten. Lernen erscheint als ein aktiver Prozess der Informationssuche und Bewertung.

Was lernen wir?

Was aber ist wichtig? Wichtig ist beim selbstgesteuerten Lernen alles, was spannend ist und Spaß macht. Spannend ist etwas dann, wenn es einerseits erwartbar ist, sich andererseits im Ablauf von dem Erwarteten abhebt. Bei jedem Buch, das wir lesen, bei jeder Geschichte, der wir zuhören, bei jeder Unterhaltung, die wir führen, ist dies erfahrbar. Einerseits muss die Geschichte zu unserem Erfahrungshintergrund passen, sie muss etwas mit uns zu tun haben. Andererseits sollte sie nicht einfach wiederspiegeln, was wir sowieso schon wissen (Spitzer, 2007, S. 34).

Unser Gehirn macht ständig genau dasselbe. Es sagt ständig voraus. Es berechnet anhand des bereits bestehenden neuronalen Netzwerkes, was demnächst eintreten wird. Wenn genau dies eintritt, wird es als unbedeutend verbucht, da schon gespeichert. Manchmal treten Ereignisse ein, die sich von dem, was das Gehirn vorausberechnet hat, abheben. Es entsteht eine positive Störung im erwarteten Ablauf. Von besonders spezialisierten Zellen, den dopaminergen Neuronen, wird Dopamin ausgeschüttet, sobald dies geschieht.

Das Dopaminsystem ist das gehirneigene Belohnungssystem, es führt zu Steigerung der Aufmerksamkeit (der Aktivität der angesprochenen Gehirnareale). Es entsteht Bedeutsamkeit (Spitzer, 2007, S. 195ff.).

Wenn sich also Ereignisse vom Erwarteten abheben, tun wir etwas, um diese „Störung" zu beseitigen. Wenn wir das erste Mal ein Auto lenken, lenken wir bestimmt stärker oder schwächer, als wir uns das vorgestellt haben. Wir ändern die Kraft am Lenkrad und erwarten vielleicht wiederum, gegen die Wand zu fahren. Doch nun ist das Ergebnis besser als erwartet. Das Auto schlingert halbwegs in der Fahrbahnmitte. Dann, wenn das Ergebnis wiederum besser als erwartet ist, belohnt sich das System hirnphysiologisch betrachtet mit einer Ausschüttung von Dopamin und einer Neuaktivierung von Synapsenverbindungen, wir haben etwas gelernt. Das, was wir gerade ausprobiert haben, wird gespeichert.

An dieser Stelle bleibt festzuhalten:

Gelernt wird das, was auf der Grundlage unseres Erfahrungshorizontes als Abweichung vom Erwarteten, als „Neu" kodiert wird und das, was sich als ein erfolgreiches Ergebnis im Umgang mit diesem Neuen herausstellt.

Jemandem etwas beibringen heißt insofern, gemeinsam spannende Situationen zu schaffen, in denen Lernen möglich wird. Auch wenn wir diese spannenden Situationen ständig selbst entdecken, leben wir in einer Welt, in der Andere „Geschichten" zu erzählen haben, die uns aufmerksam machen, uns etwas zeigen. Wir brauchen jedoch die Gelegenheit selbst damit umzugehen und zu üben, damit flüchtige Eindrücke zu bleibenden Spuren im Gehirn werden. In Kapitel 2 wird aufgezeigt, dass wir unsere soziale Umwelt nicht nur benötigen, weil sie uns Beispiele bereitstellt, sondern auch und primär, damit sie uns beim Lernen wahrnimmt.

Die Spuren der flüchtigen Eindrücke von draußen in uns werden bei Gelegenheit zur Anwendung und Übung in relativ stabilen Synapsenverbindungen bzw. Synapsenstärken gespeichert. Nervenzellen und ihre Verbindungen stehen dann für bestimmte Aspekte unserer Umgebung, wenn sie aktiviert werden können. Diese Aspekte werden vor allem als allgemeine Regel repräsentiert, die das Gehirn in seinen Netzwerkstrukturen selbst produziert, indem es tausende von Beispielen verarbeitet. Diese produzierten Regeln schlagen sich in unserem Können nieder, übrigens nicht unbedingt und nie vollständig in unserem expliziten Wissen. Sie sind dafür gemacht, in der Welt klarzukommen (vgl. Spitzer, 2007, S. 76ff.).

Auf diese Art lernen wir allgemeine Kenntnisse, Fähigkeiten und Fertigkeiten, wobei sich wirkliches Können langsam entwickelt. Das bleibende Können einer Handlung entwickelt sich offenbar langsam durch immer wiederkehrende Anwendung/Übung, fortschreitende Modifikation und Optimierung der Synapsenstärken.

An dieser Stelle lässt sich bereits festhalten: Auch für das Lernen von Selbstverantwortung brauchen wir Beispiele. Sehr viele unterschiedliche Beispiele, um überhaupt eine diesbezügliche Kompetenz aufzubauen. Auch brauchen wir wiederum sehr viele unterschiedliche Anwendungsmöglichkeiten, damit sich ein wirkliches Können entwickeln kann.

Was ist soziales Lernen?

Wir lernen also automatisch, wir sind sozusagen für das Lernen gemacht. Wir lernen, was spannend und bedeutsam für uns ist und haben das Belohnungssystem noch dazu selbst in uns. Wir lernen, damit wir die Welt meistern können. Die neuere akademische Entwicklungspsychologie liefert uns Einsichten, welche Rolle es spielt, dass all unser Lernen in einer sozialen Welt stattfindet.

Sozialkompetenz zeigt sich in den neueren Theorien der Entwicklungspsychologie nicht nur als Ergebnis von Lernprozessen, sondern auch als Ausgangspunkt: als angelegtes Bedürfnis des Menschen, in seiner Art die Welt zu meistern erkannt zu werden, als Bedürfnis beim Lernen gesehen zu werden und die beteiligten Affekte zu teilen.

Das psychobiologische Motivationssystem funktioniert offenbar nur im Rahmen von grundsätzlich gegebener Intersubjektivität. So kann das Bedürfnis, kognitive und affektive Zustände mit anderen zu teilen, als primäres menschliches Bedürfnis postuliert werden (vgl. Dornes, 1993, S. 161ff.).

Fehlt die Intersubjektivität, kommt Lernen zum Stillstand. Auch bei langanhaltender Disharmonie in der Affekteinstimmung kommt es zu lähmenden oder lärmenden Reaktionen.

Die psychoanalytischen Theorien, dass der Mensch ein primär asoziales Wesen ist, welches Objekte zunächst aus Triebimpulsen – aus einem Mangel heraus - kreiert und sich aus Lust an sie bindet, müssen hier revidiert oder zumindest ergänzt werden. Es gibt offensichtlich ein autonomes Bedürfnis der Bindung, das von Hunger, Sexualität und Aggression relativ unabhängig ist. Der Mensch wird nicht zum anderen Menschen getrieben, sondern er geht freiwillig dorthin. Er wird nicht nur durch Lust gebunden, sondern durch ein biologisch verwurzeltes Gefühl von Kontakt und affektiver Einstimmung, welches Lernen erst ermöglicht (vgl. Dornes, ebd.).

Schon der Säugling ist nach neueren Erkenntnissen dabei mit allem ausgestattet, was er zur Affektkommunikation benötigt.

Soziales Lernen wird hier also **zweifach** aufgefasst. Einmal als miteinander lernen im Sinne eines primären psychobiologischen Bedürfnisses und einmal als voneinander lernen im Sinne der präreflexiven Ausbildung von Mustern, Stilen und Regeln im Umgang miteinander, die wir aus tausend Beispielen im täglichen Leben miteinander extrahieren. Das Voneinander lernen folgt dabei auch dem Prinzip: Unerwartete Störung => Neu => Interessant => Ausprobieren => Erfolg? => Belohnung. Es führt zu einem neu gelernten Beispiel des Miteinander Möglichen.

Wir können uns am Anfang unseres Lebens nicht aussuchen, anhand welcher Beispiele wir Kompetenzen für ein Miteinander finden. Wir können ungünstige Beispiele und auch die Vielfalt der Beispiele nicht beeinflussen. Das, was wir an Sozialkompetenz erwerben, wird aber irgendwann zwangsläufig zum Teil unserer Identität: unserem Empfinden von uns selbst und teilweise zum Bewusstsein von uns selbst.

Von diesem Moment an bedeutet Lernen auch: Seine Identität zu riskieren, gebildete Muster als nicht tauglich in einer immer weiter reichenden sozialen Realität zu erkennen oder zumindest zu erspüren, eventuell als Vorurteile, Illusionen oder Klischees zu entlarven oder zumindest diffus zu erfühlen (vgl. Spitzer, 2007, S. 11 ff.).

Dies macht unter Umständen Angst und erklärt, warum Neues und Fremdes manchmal vehement umgangen, ausgegrenzt oder abgewehrt wird.

Die Vielfalt und Qualität der Bindungserfahrungen, die wir als Kind zur Verfügung hatten, um darin Interaktionsmuster zu bilden und zu üben, hat maßgeblichen Einfluss auf unsere spätere Bereitschaft, mit Verschiedenheit umzugehen. Haben wir viele Handlungsoptionen durch Üben erworben, wird die begleitende, in unserer Identität verankerte Überzeugung sein: Wir werden es schon schaffen.

1.2. Autonomie und Selbstverantwortung

Autonomie ist vom Wortursprung her die „Selbstgesetzgebung".

Die Philosophie bezieht den Begriff der Selbstgesetzgebung auf den einzelnen Menschen. Ein Mensch ist dem Wortursprung nach autonom, wenn er aus eigener Kraft und eigenem Willen Entscheidungen für seine Handlungen trifft. Autonomie kann mit dem Begriff der Selbstbestimmung gleichgesetzt werden und ist das Gegenteil von Fremdbestimmung: Ich – und niemand anders – entscheide über meine Handlung und übernehme die Verantwortung. Die im Begriff der Selbstgesetzgebung mitschwingende Bedeutungskomponente der Unabhängigkeit bezieht sich dabei nicht auf die Selbständigkeit, sondern auf die Entscheidungsfähigkeit. Das Angewiesen-Sein auf Hilfe ist so kein Indiz für mangelnde Autonomie (vgl. Berger, 1998).

Autonomie beschreibt also eine Qualität der handelnden Bezugnahme des Menschen zu der ihn umgebenden Wirklichkeit. Heteronomie (Fremdbestimmung) beschreibt eine andere Qualität.

Autonomie ist somit von zentralem Interesse für die psychologische und pädagogische Forschung, da diese beiden Disziplinen die Prozesse des Austausches zwischen Individuum und Umwelt ins Zentrum der Beobachtung setzen.

Grundsätzlich stellt sich Autonomie in diesen beiden Disziplinen als Ziel der Entwicklung bzw. der Lehr-/Lernprozesse dar. Das Erleben von Autonomie scheint untrennbar verknüpft mit einem befriedigenden persönlichen Leben, das Erleben von dauerhafter Fremdbestimmung hingegen führt zu massivem persönlichem Leiden.

Das Entwicklungs- und Lernziel Autonomie ist jedoch nicht als ein fixer Endpunkt zu sehen. Jeder Entwicklungsschritt, jedes Lernen führt zu einer Verbesserung der Bedingungen des Menschen in seinem Wechselspiel mit der Umwelt. Ein Mehr an Autonomie begleitet Lern- und Entwicklungsprozesse so lange, wie Entwicklung und Lernen stattfinden. Neuere Forschungen zur Wahrnehmungsfähigkeit von Säuglingen bescheinigen diesen autonome Kompetenzen von Anfang an (vgl. Kap. 2.1). Säuglinge können zwischen Selbst und Objekten unterscheiden, sie dokumentierten einen Handlungswillen, der von dem Gefühl begleitet ist, selbst Urheber dieser Handlung zu sein. Den Effekt der Handlung können sie als selbst hervorgerufen wahrnehmen.

Autonome Handlungen verstärken sich im günstigen Falle selbst: Sie sind immer mit einem Willensgefühl begleitet, sie haben immer einen Effekt in Raum, Zeit und Körper, der vom Selbst spürbar ist. Sie sind durch psychische Aktualisierung bereits erworbenen Könnens mit einem Mehr an Vitalitätsgefühl und Selbstkontur gekoppelt.

Weil Menschen grundsätzlich für sich selbst sorgen können, ist mein Einfluss jedoch nicht zerstörerisch für andere, sondern schafft neue gemeinsame Strukturen. Der Einfluss der anderen ist ebenso wenig zerstörerisch für mich, weil auch ich gut für mich sorgen kann.

Im günstigen Fall lernen wir auf diese Weise, unsere Handlungsentscheidungen ebenso in Beziehungen freiwillig zu treffen, zu fühlen: Alles was wir füreinander tun, ist freiwillig und unterliegt daher der jeweils eigenen Verantwortung.

Dies ist also mit dem Begriff Selbstverantwortung gemeint:

Autonomie: Ich verfüge über Handlungsoptionen und ich selbst entscheide.

Selbstverantwortung: Ich wende mich dir freiwillig, also mit echtem Interesse zu. Dafür trage ich die Verantwortung, mein Interesse verpflichtet dich nicht.

Wenn du dich mir zuwendest, antworte ich dir mit der Gelassenheit und Echtheit, die sich aus der Gewissheit speist, dass ich deine Erwartungen nicht erfüllen muss. Ich übernehme nicht die Verantwortung für dich.

Die Übernahme von Selbstverantwortung zeigt sich also in Beziehung und Kommunikation auf zwei Ebenen:

1.) Wenn ich die Äußerungen anderer auf mich beziehe und dabei auf der Grundlage meiner eigenen Entscheidung antworte, aber nicht auf der Grundlage der Antworterwartung des anderen (Gelassenheit).
2.) Wenn ich mich mit meinen Äußerungen auf andere beziehe und in der Antworterwartung offen bleiben kann (echtes Interesse).

Dadurch, dass unsere Autonomiebestrebungen von Anfang an im Rahmen von affektiven Bindungen geäußert und kommuniziert werden, kann hier jedoch von Anfang an auch einiges schiefgehen. Wir erwerben im Laufe der Zeit durch Lernen, anhand von Tausenden von Beispielen der Affektkommunikation emotionale Deutungsmuster, wie mit unseren Autonomiebestrebungen umzugehen ist.

Trifft zum Beispiel der Ausdruck von Freude beim Entdecken und Erforschen langfristig auf wenig oder kein Echo, gehen Antrieb und Vitalität verloren, sie sind nur noch in übermäßig impulsiven Handlungen spürbar. Ich lerne: Egal was ich tue, es ist umsonst.

Trifft dieser Ausdruck immer wieder auf Angst und Sorge als Echo, können Entscheidungen nicht mehr davon ungetrübt gefällt werden. Ich lerne: Am ungefährlichsten ist es, wenn die Initiative nicht von mir aus geht.

Trifft er immer wieder auf ein unpassendes Echo, wird die durch die eigene Handlung neu geschaffene Struktur als selbsterzeugt und dennoch als enttäuschend fremd erlebt. Ich lerne: Ich habe keinen Einfluss auf mein Befinden.

Wie sich solche emotionalen Heuristiken genau in Beziehung und Kommunikation ausbilden, ist Thema des 2. Kapitels. Ich beziehe mich dabei im Wesentlichen auf die Arbeiten von Dornes und Stern, die psychoanalytische Theorien durch direkte Beobachtungen an Säuglingen, Kindern und Erwachsenen korrigieren und ergänzen.

1.3. Beziehung und Kommunikation, Selbstverantwortung in Beziehung und Kommunikation.

Was ist Beziehung?

Am ehesten wird dies deutlich, wenn ich es vom Verb „beziehen“ ableite. Ich beziehe etwas auf mich – oder: Ich beziehe mich auf etwas. Wenn ich eines von beiden tue, stehe ich in einer Beziehung.

Eine soziale Beziehung ist demnach dann gegeben, wenn ich mich als Adressat, als Empfänger von Äußerungen (verbal oder non-verbal) Anderer verstehe. Ich setze das soziale Geschehen mit mir und damit auch mit meinen Antwortmöglichkeiten in Beziehung.

Andersherum ist eine soziale Beziehung dann gegeben, wenn ich mich mit meinen Äußerungen an Andere wende. Dann beziehe ich mich auf den Anderen mitsamt seinen Möglichkeiten.

Als Kommunikation werden hier allgemein alle Äußerungen verstanden, die innerhalb eines solchen gerichteten zwischenmenschlichen Bezuges erfolgen (nach Watzlawik, 2011).

2. Die Entwicklung von Autonomie und Selbstverantwortung

2.1. Die Entwicklung in früher Beziehung und Kommunikation

Während Autonomie hier also allgemein als Qualität der auf eigenen Entscheidungen handelnden Bezugnahme zur Umwelt verstanden wird, meint Selbstverantwortung hier einen gelernten, in Beziehung und Kommunikation erworbenen positiven Stil des Umgangs mit unseren eigenen Autonomiebestrebungen.

Dieser Stil speist sich teils ohne unser explizites Wissen aus emotionalen Überzeugungen, aus den Verallgemeinerungen und Regeln, die wir im frühen affektiven Kommunikationsgeschehen gebildet bzw. gelernt haben. Nach Daniel Stern beginnt das „Lernen“ nicht erst mit der Möglichkeit zur Aktivierung von mentalen Repräsentationen (Erwartungen), sondern schon mit deren Bildung. Die Verrechnung von Wahrnehmungen, Empfindungen und Interaktionsepisoden zu Prototypen sind die frühesten Denkprozesse. Der Säugling extrahiert aus einer Vielzahl von realen Beispielen Invarianten, „Schemas of being with“ (vgl. Stern, 1995, S. 90ff.).

Autonomiebestrebungen gibt es den neueren Forschungen zufolge von Beginn des Lebens an. Stern beschreibt sehr genau, dass es für den Säugling von Anfang an eine Welt des Selbst und eine Welt der Objekte gibt. Das früh auftauchende Selbstempfinden ist kein bewusstes im Sinne eines reflexiven Ich-Bewusstseins, sondern ein präreflexives Gefühl, ein separates Individuum zu sein. Dieses Kernselbst ist also eine Empfindung, über die nicht nachgedacht wird. Die Tatsache einer von Anfang an existierenden Getrenntheit von Selbst und Objekt ist deshalb bedeutend, weil von Autonomie nur dann gesprochen werden kann, wenn ein Selbst als Urheber von Handlung und als Träger des Willens überhaupt angenommen werden kann. Der Säugling kann in einer Situation noch nicht zwischen verschiedenen Handlungsmöglichkeiten entscheiden (weil er sie sich noch nicht vorstellen kann). Er kann sich aber bereits entscheiden, eine Handlung zu beginnen, zu intensivieren, zu wiederholen, zu beenden (vgl. Dornes, 1993).

Gerade weil dies so ist, weil der Säugling von Anfang an mit seinem Autonomiebestreben in Kommunikation mit einer von ihm getrennten unterscheidbaren Welt tritt, wird der Umgang mit diesem Autonomiebestreben auch von Anfang an wahrgenommen und zu emotionalen Regeln verarbeitet. Diese bilden die Basis für Selbstverantwortung.

Dornes beschreibt frühe Formen der Intersubjektivität, deren Qualität unsere spätere Selbstverantwortung in Beziehung und Kommunikation entscheidend beeinflussen (vgl. Dornes, 2001, S. 138ff.).

Ich möchte diese Formen hier in ihren wesentlichen Punkten kurz skizzieren, da sich hieraus die Bausteine für die Entstehung psychosozialer Autonomie des Menschen erkennen lassen.

2.1.1. Primäre Intersubjektivität

Der Mensch ist das vermutlich einzige Lebewesen, das nicht nur die Befriedigung seiner Bedürfnisse anstrebt, sondern außerdem noch deren Anerkennung.

Die Suche nach Anerkennung spielt sich bereits in der frühesten Interaktion ab, die Dornes als „primäre Intersubjektivität", quasi als Spiel ohne Spielzeug beschreibt: Wenn Mutter und Säugling miteinander kommunizieren, befinden sie sich in einem Austausch, der sich nicht nur auf die Produktion interessanter Stimuli beschränkt. Der Säugling ist damit nicht zufrieden, er will nicht nur spielen oder kommunizieren sondern er will auch, dass die Mutter sein Spielbedürfnis anerkennt: „Ja, ich sehe, du willst mit mir spielen, und ich finde es gut, wie Du mir das zeigen kannst."

Zum Erwerb von emotionalen Gewohnheiten, die eine Selbstverantwortung grundlegen, benötigt der sehr junge Säugling zunächst eine möglichst vollständige affektive Einfühlung in den überwiegenden Teilen des Interaktionsgeschehens als Antwort auf sein Bedürfnis nach Anerkennung: „Siehst du, was ich fühle?" (vgl. Dornes, 2001, 139ff.).

Die an Handlung gekoppelte Freude, die in der frühen Affektkommunikation erlebt wird, kann als Überzeugung beschrieben werden: „Ich bin wichtig." Als solche ist sie dem Kind natürlich nicht explizit zugänglich. Sie ist sensomotorisch verankert und im Gehirn repräsentiert als ein Schema, das alle weiteren Lernerfahrungen und Entscheidungen im Leben begleitet.

Ist diese Überzeugung nicht gelernt worden, werden wir Eigeninitiative eher als zwecklos erleben, Handlungsmöglichkeiten gar nicht erkennen. Alles, was wir tun, wird eher in Resignation oder in einen fortwährenden Kampf um Anerkennung münden. Es gibt hier natürlich nicht ein Entweder/Oder, sondern nur ein Mehr oder Weniger.

Nur wenn ich mich in meinem So-Sein anerkennen gelernt habe, brauche ich keine Strategien zu entwickeln, um mich selbst oder andere von meiner Bedeutsamkeit zu überzeugen. Ich kann mich und meine Beweggründe ernst nehmen. Initiative hat einen primären freudigen Sinn, weil sie in einem positiven Selbstgefühl verwurzelt ist und dieses bei jeder neuen Initiative wiederbelebt wird.

2.1.2. *Sekundäre Intersubjektivität*

Auch der ältere Säugling benötigt ein hohes Maß an einfühlsamem Antwortverhalten durch die Bezugspersonen. Mit etwa 9 Monaten beginnen die Kinder etwas zu zeigen. Auch folgen sie der Blickrichtung von Erwachsenen, durch beides entsteht ein gemeinsamer Aufmerksamkeitsfokus. Es zeigt sich sogar, dass Kinder in diesem Alter bereits überprüfen wollen, ob der gemeinsame Fokus tatsächlich erreicht ist, indem sie zwischen gezeigtem Objekt wieder zurück ins Gesicht der Bezugsperson schauen. Hier geht es nicht nur darum, dass beide dasselbe sehen, sondern darum, dass sie es gemeinsam sehen. (vgl. Dornes, 2001, S. 142ff.)

Dieser Wunsch zu teilen gilt auch für Affekte. Kinder in diesem Alter können einen Affekt im Gesicht des anderen „lesen". Sie sind nicht nur irgendwie davon betroffen, sondern sie stellen einen Zusammenhang her zwischen den eigenen und den bei anderen wahrgenommen Gefühlen. Sie empfinden sich nun als Sender und Adressat von Gefühlen, direkt oder auf dem Umweg über Drittes („Was ist wohl von diesem Ding zu halten?"). Damit wird das Kind erstmals empfänglich für elterliche Strategien, das Affektleben ihres Kindes durch ihre eigenen Signale zu beeinflussen. Sie können Äußerungen nicht oder nur teilweise beachten, was für das Kind erträglich ist, solange es nicht eine dauerhafte Verweigerung des „Teilens" bedeutet, sie können aber auch die Gefühlsäußerungen des Kindes beantworten, und die Antwort fällt stärker oder schwächer aus als der kindliche Ausdruck. Eltern können aufgrund ihrer eigenen emotionalen Überzeugungen hier stark manipulativ wirken: zu übertrieben, zu gedämpft, zu ängstlich. Fällt die Antwort dauerhaft anders aus, als der eigene Ausdruck, findet das Gefühlsleben keine passende Resonanz und ein Gefühl von Entfremdung stellt sich ein.

Die Responsivität der Eltern verankert die kindlichen Gesten in der Welt. Es entsteht eine gemeinsame Wirklichkeit mit einem verstehbaren Sinn, einer erfassbaren Struktur. Ein Hereindeuten von Absichten in die kindlichen Gesten (wo sie noch gar nicht absichtlich waren), kann auch ein Entwicklungsmotor sein. Wenn dies in positiver affektiver Übereinstimmung geschieht, dann wird hier eine Struktur geschaffen, in die das Kind hineinwachsen kann. Fehlt die positive Übereinstimmung, wirken elterliche Phantasien manipulativ.

Zusammenfassend geht es nun nicht mehr nur um den Austausch von Verhaltensweisen und Affekten im Spiel und deren *Anerkennung,* sondern darüber hinaus um die Anerkennung des Bedürfnisses nach Verständigung über die Welt. Ziel der Interaktion ist das Gemeinsam-haben-wollen von mentalen bzw. emotionalen Zuständen: „Teilst du, was ich fühle?"

Durch eine grundsätzlich befriedigende Haltung diesem Bedürfnis gegenüber lernt das Kind nicht nur, dass seine Initiative einen Sinn hat, sondern auch, dass sie einen Einfluss hat. Dieser Einfluss kann eine gemeinsame sinnhafte Wirklichkeit konstituieren und strukturieren.

2.1.3. Reziproke Anerkennung

Bisher wurde Intersubjektivität in zwei Varianten als primäres Bedürfnis des Menschen dargestellt, welches die Umwelt mehr oder weniger adäquat befriedigen muss, damit autonome Lernprozesse positiv besetzt werden können. Autonomie ist bis dato immer noch nicht als Entscheidungsfähigkeit zwischen verschiedenen Handlungsmöglichkeiten gemeint, sondern als Entscheidungskompetenz, initiativ zu werden oder nicht und dabei die Intensität wie auch die Häufigkeit/Qualität der Äußerungen über ihre Wirkung zu regulieren.

Ein noch notwendiger Schritt in der frühen Entwicklung ist die Anerkennung der Bedürfnisse Anderer. Früh erkennt der Säugling seine Mutter als von ihm getrennt, die unterschiedliche Wahrnehmungssituationen in den von ihm selbst und von der Mutter erzeugten Handlungen lassen ihn intuitiv um ihre Unabhängigkeit wissen. Um dieses Wissen aber in der Beziehung auch anwenden zu können, bedarf es neuer wahrnehmungspsychologischer und emotionaler Voraussetzungen.

Ab 18 bis 20 Monaten erwirbt das Kleinkind die Fähigkeit zur Symbolisierung. Es gibt jetzt nicht mehr nur automatisierte Gefühlsgewohnheiten (emotionale Überzeugungen) in einer gemeinsamen Welt, es gibt nun die Möglichkeit zur Darstellung dieser Gefühlsgewohnheiten in dieser Welt durch Spiel. Symbolische Handlungen ersetzen zum Teil die realen. Handlungswissen wird zu symbolisch darstellbarem Wissen. Im Spiel werden einige Zeit später vorgestellte oder erinnerte Handlungen aus ihrem ursprünglichen Kontext herauslösbar, und damit wird erstmals ein anderes Handlungsende möglich. Das Kind lernt, dass es andere Handlungsmöglichkeiten geben kann, dass etwas auch anders sein könnte als es ist, dass es Wünsche gibt. Mit der Entdeckung des Wünschens und der Vorstellung wird nun Autonomie im erwachsenen Sinne erstmals möglich. Ich kann mir etwas wünschen und kann zur Erreichung meines Wunsches zwischen Alternativen entscheiden, weil ich sie mir vorstellen kann. Mit der Entstehung einer inneren Welt wird dem Kind bald in seinen Interaktionen deutlich, dass auch andere diese innere Welt besitzen, die nicht immer mit seiner übereinstimmt, dass sie eigene Ziele und Wünsche haben, die nicht immer mit seinen übereinstimmen, dass sie autonom sind und deshalb aus freiem Willen mit ihm kommunizieren. Einerseits birgt diese Tatsache viele Konflikte, andererseits birgt sie die Möglichkeit von gegenseitiger Liebe. Denn nur, wenn jemand freiwillig entschieden hat, mich anzuerkennen, mit mir die Welt zu teilen, wird sichtbar, dass er mich mag. Das Kind seinerseits ist nicht mehr nur unmittelbarer Adressat elterlicher Affekte, es hat nun einen Puffer aus realen und phantasierbaren Entscheidungsalternativen. Es geht nun nicht mehr um die Frage: Siehst Du und teilst Du, was ich fühle, sondern um die Frage: Magst Du mich sehen und magst Du mit mir teilen? Erstmals geht es auch umgekehrt um die Anerkennung des Anderen als psychisch getrenntes Wesen im Sinne von: „Erträgst du, was ich fühle?“ (vgl. Dornes, 2001, S. 146ff.).

Das Kind benötigt zur befriedigenden Antwort auf diese Fragen einen sicheren Spielraum, um in „liebevoller Aggression“ (vgl. Winnicott, 1988) mit der psychischen Getrenntheit der Anderen zu experimentieren. Es braucht nun dringend Grenzen, um sich nicht als allmächtig und zerstörerisch zu erleben, um Anerkennung auf einem höheren Niveau von Liebe und Freiwilligkeit zu erfahren. Es braucht ein selbstverantwortliches Gegenüber, das für sich selbst sorgen kann.

Dieser sichere Spielraum kann allerdings durch elterliche Ängste und Phantasien, übertriebene Restriktivität oder Nachgiebigkeit, Gleichgültigkeit (z.B. bei depressiven Störungen) aufgeweicht werden. Wenn das Kind in seinem Anerkannt-werden-wollen bestätigt wurde und nun die Erfahrung machen kann, dass sein Eingreifen keine zerstörerische emotionale Wirkung auf seine Beziehungen und Interaktionen hat, kann es lernen, dass seine Autonomiebestrebungen ungefährlich sind. Seine Macht ist keine Allmacht, weil andere für sich selbst sorgen.

Die Anerkennung der Bedürfnisse Anderer kann so zur Grundlage von Gegenseitigkeit werden, die auf dem Gefühl von Freiwilligkeit beruht. Wenn die Anderen eigene Bedürfnisse haben, kommen sie logischerweise auch aus ihrem eigenen Willen zu mir. Dann bin ich liebenswert, so wie ich bin. Andersherum kann ich meine Entscheidungen aufgrund der Beziehung zu meiner eigenen Innenwelt treffen, weil dies keine bedrohlichen Konsequenzen hat.

Folgende Tabelle stellt die Grundlegung von Autonomie und Selbstverantwortung im Zusammenhang mit Kommunikation und Beziehung im Zusammenhang dar:

2.2. *Übersicht: Bausteine von Selbstverantwortung in Beziehung und Kommunikation: Anerkennung, Struktur, Sicherheit*

Bausteine von Selbstverantwortung

	Anerkennung	**Struktur**	**Sicherheit**
Kommunikation	Siehst du, was ich fühle?	Teilst du, was ich fühle?	Erträgst du / magst du, was ich fühle?
Beziehung	Bin ich wichtig?	Habe ich eine Wirkung in der Welt?	Bin ich gut, wie ich bin?
Handlung/ Autonomie	Meine Äußerungen machen Freude	Mein Handeln macht Sinn	Meine Entscheidungen sind autonom (freiwillig)

3. Selbstverantwortung lernen

3.1. Die Persistenz früher Überzeugungen

Früh kommunizierte Antworten auf die menschlichen Bedürfnisse nach Anerkennung, Struktur und Sicherheit führen zu emotionalen Überzeugungen, die unseren weiteren Handlungsstil in Beziehung und Kommunikation hinsichtlich der Selbstverantwortung entscheidend beeinflussen. In den meisten zwischenmenschlichen Situationen verhalten wir uns intuitiv und entscheiden dabei mehr oder weniger autonom über unsere Handlungen. Wir haben eine Entwicklung vollzogen, die bereits zu einem bestimmten Grad an Autonomie geführt hat. Wir brauchen uns im Allgemeinen nicht darüber bewusst zu werden, ob unsere Entscheidungen selbst- oder fremdbestimmt gefällt werden. Dafür reicht meist auch die Zeit nicht aus, die wir für unsere Entscheidungen haben.

Erst in Krisensituationen werden unsere Entscheidungsmaxime für uns selbst bedeutsam. Wir folgen verinnerlichten Leitsätzen, was dazu führt, dass wir uns letztlich manipulieren und bestimmen lassen. Wie kommt das?

Offengebliebene Antworten, nicht hinreichend befriedigte Bedürfnisse führen zwangsläufig zu Verunsicherungen in einem der unteren sechs Felder der obigen Tabelle.

Diese Verunsicherungen führen zu einer mehr oder weniger ausgeprägten Abgabe von Verantwortung für die Beziehungsgestaltung an Andere: Unser Bedürfnis nach Anerkennung, Struktur und Sicherheit im oben dargestellten Sinne besteht, so lange wir leben. Unsere gelernten Überzeugungen auf der Beziehungsebene sind dabei aber wie eine Brille, durch die wir wahrnehmen.

Es sei an dieser Stelle an die Geschichte des Mannes erinnert, der sich von seinem Nachbarn einen Hammer ausleihen will (Watzlawik, 2000, S. 37ff.). Habe ich genügend Erfahrungen in meiner Identität verankert, wichtig zu sein, Einfluss und Wirkung zu haben und liebenswert zu sein, werde ich in meinen Beziehungen diese Erfahrungen immer wieder neu beleben können (Autonomie verstärkt sich im günstigen Falle selbst). Mein Glück wird wenig vom Anderen abhängen und ich werde mich für das Glück des Anderen wenig zuständig fühlen. Ich werde meine Erwartungen offen benennen und mich freuen können, wenn der Andere diese für mich freiwillig erfüllt. Wenn nicht, ist dies jedoch kein Unglück. Ich werde Erwartungen und Bedürfnisse des Anderen nicht aus Angst erfüllen, sondern weil es mein Wille ist (= Gelassenheit, Interesse, vgl. Kap. 1.2., S. 27).

Wenn ich eher zu der Überzeugung gelangt bin, wenig „gesehen zu werden“ und Einfluss in der Welt zu haben oder – so wie ich bin – nicht ausreichend liebenswert zu sein, dann werde ich in zukünftigen Beziehungen Bestätigung suchen und bestimmte Antworten provozieren. „Nimm mich wahr, nimm mich ernst. Sag mir, dass ich o.k. bin.“ Allein die Provokation solcher Reaktionen zeigt allerdings dem Anderen die eigene gegenteilige Überzeugung. Dieses „Mehr tun müssen“ ist dann aber gerade nicht mehr Ausdruck unserer eigentlichen Wünsche und Beweggründe, sondern kommuniziert letztlich auf unterschiedlichsten Wegen unsere Frustration.

Die Antwort des Anderen ist dann zumeist reaktiv, nicht freiwillig, oft konform mit der Erwartung (aber, weil sie provoziert wurde, nicht wirklich glaubhaft), manchmal auch zurückweisend, aber selten befriedigend. So lebe ich weiter in einer inneren Warteschleife, die mich abhängig hält. Die Hoffnung auf eine befriedigendere Antwort führt im Allgemeinen nicht zu derselben, sondern eher zu einer Bestätigung der unbefriedigenden Antworten, die wir schon kennen.

Ich lasse mich in dem beständigen Fluss von Verunsicherung auch schnell manipulieren und reagiere auf die Provokationen und Antworterwartungen anderer. Auch hier handle ich nicht selbstverantwortlich auf der Basis meiner eigenen Prioritäten.

Dies führt zu einer Persistenz unserer emotionalen Überzeugungen (vgl. Dornes, 2001) und zur zunehmenden Automatisierung von Fremdbestimmung.

3.2. Lernchancen in späteren Beziehungen

Wie können wir also Selbstverantwortung lernen, wenn sie in der frühen Kindheit nicht genügend grundgelegt wurde?

Zumeist lernen wir entweder durch Erfahrung (Kinder) oder durch Einsicht im Zusammenhang mit neuer Erfahrung (Erwachsene). Kinder lernen schneller und leichter durch Erfahrung, sie sind noch offener für Neues, weil sie erst dabei sind, ihre Identität aufzubauen.

Wie bei allem Lernen benötigen sie dafür Ereignisse, die sich von dem, was ihr System vorausberechnet hat, störend abheben und zwar so dauerhaft, wie es nötig ist, damit anders vorausberechnet wird.

Wie aber kann ein Störereignis eintreten, wenn wir doch Reaktionen provozieren, die eher das Bekannte bestätigen? Für eine korrektive emotionale Erfahrung benötigen Kinder korrektive Beziehungen. Kinder lernen die Regeln des Fühlens, ohne dass diese explizit statuiert werden. Unsere gewohnheitsmäßigen Provokationen werden dann modifiziert, wenn man erlebt, wie jemand ganz anders und unerwartet auf sie reagiert. So entstehen neue emotionale Überzeugungen, die im Laufe vieler Wiederholungen in die Seele als Gerüst einwandern, als neue Strukturen, welche die alten überlagern und mit der Zeit stabiler werden. Solche Veränderungen erfolgen ohne Einsicht, Deutung und bewusste Verarbeitung. In der Kindheit ist der wichtigste Schutz gegen die langfristig negativen Folgen ungünstiger Umstände für die Autonomieentwicklung eine andersgelagerte entlastende Beziehungen oder besser mehrere. In der Kindheit kann erworbenes prozedurales Wissen (Gefühlsgewohnheiten) je eher modifiziert werden desto mehr Beziehungen gelebt werden können, die nicht reaktiv sind, sondern in zumindest einem wesentlichen Punkt eine unerwartete Störung beinhalten: Der Absicht, die Verantwortung für das eigene Befinden abzugeben wird nicht entsprochen. Es erfolgt jedoch eine Antwort auf die kommunizierten Bedürfnisse nach Anerkennung, Struktur und Sicherheit.

Es sind einfache verbale oder nonverbale Antworten, die signalisieren, dass keine Verantwortungsverschiebung in der Interaktion stattfindet. Wer eigenverantwortlich antwortet, zeigt automatisch sowohl Gelassenheit hinsichtlich der kommunizierten Manipulationsabsichten (Antworterwartungen) als auch echtes Interesse am Gegenüber (vgl. Kap. 1.2).

In der Pädagogik wird die (psychosoziale) Autonomie des Menschen als oberstes Ziel aller Bemühungen angesehen. Nimmt man dies als Auftrag an, so wäre die bedeutsamste pädagogische Maxime die Eigenverantwortlichkeit der Pädagogen. Eine Pädagogik, die sich diesem Maxim verpflichtet fühlt, ist selbstreflexiv. Denn im Alltag fällt es uns eben nicht leicht, überhaupt wahrzunehmen, dass an uns appelliert wird, Verantwortung zu übernehmen oder dass wir selbst Verantwortung abgeben. Viele Menschen, auch Pädagogen, reagieren oft automatisch in einer Weise, die ihr kindliches Gegenüber in seiner emotionalen Überzeugung bestätigt. Kommunikation ist voll von diesen sich gegenseitig hemmenden reaktiven Bestätigungen, Lernchancen werden oft kaum genutzt. Soziale Erziehung hin zu mehr Autonomie und Selbstverantwortung ist also immer an eigenes Lernen des Pädagogen gebunden, der sich innerhalb dieses Lernprozesses immer wieder fragen sollte:

Wodurch zeige ich dem Kind, dass es für mich wichtig und hilfreich ist?

Wodurch zeige ich dem Kind, dass ich seine Perspektive teilen und nachfühlen kann?

Wodurch zeige ich dem Kind, dass ich es mag, auch wenn es sich nicht so verhält, wie ich möchte?

Wie offen kommuniziere ich meine eigenen Wünsche und Erwartungen?

Wie bewusst und selbstfürsorglich gehe ich mit den an mich gestellten Erwartungen um?

Wie gelassen, klar und eindeutig kommuniziere ich Grenzen?

Pädagogen sind erwachsen, eine Modifikation ihrer eigenen Gefühlsgewohnheiten erfolgt im Wesentlichen durch Einsicht im Zusammenhang mit Erfahrung. Es geht bei dieser Einsicht um die Umschreibung von prozesshaftem und symbolischem Wissen in ein deklaratives Wissen eigener Entscheidungsmuster.

Einsicht im Sinne von Bewusstwerdung, zumeist wenig bewusster, da präverbal erworbener Gefühlsgewohnheiten, kann dann eine Veränderung im Verhalten bewirken. Diese kann dann eintreten, wenn die mit dieser Einsicht neu denkbaren Handlungsoptionen langfristig eingeübt werden können und dadurch Ereignisse eintreffen, die wiederum eine Störung des Gewohnten darstellen. So etwas kann zum Beispiel im Rahmen von Supervision und Therapie stattfinden. Vorausgehen muss jedoch die Bereitschaft zur Veränderung (Dornes, 2001, S. 317ff.).

Ab und zu gibt es natürlich auch glückliche Beziehungskonstellationen im Leben, die nicht pädagogisch oder therapeutisch professionell orientiert sind und doch förderlich für die Selbstverantwortung der Beziehungspartner. Manchmal begegnen wir Menschen, die unser System von Vorstellungen und emotionalen Überzeugungen stören und durcheinanderbringen, ohne dass diese Menschen dies pädagogisch intendieren. Dies sind zum Beispiel Menschen, die voller Verwunderung und Unverständnis auf die Mechanismen blicken, mit denen wir unsere Reaktionserwartungen kommunizieren. Kinder gehen oft solche hilfreichen Beziehungen mit anderen Kindern ein.

Erwachsene begegnen oft Menschen aus anderen Kulturkreisen. Diese haben vielleicht in ihrer frühen Kindheit oft grundlegend andere Gefühlsregeln gelernt, sie daher verstehen unsere Wenn-Dann-Überzeugungen nicht. Was übrig bleibt, ist das gegenwärtige wahrnehmbare Gefühlsgeschehen, das deutbar ist und beantwortet werden kann. So werden wir aus einer neuen Perspektive heraus oft neu sichtbar, auch für uns selbst. Neue Entwicklungen können sich anschließen.

Auch langfristige Beziehungen mit „besonderen“ Menschen bieten diese Lernchancen, wie in den folgenden Kapiteln aufgezeigt wird.

4. Ein neues Denkmodell erfordert neue Begriffe

Der Begriff „Autismus“ hat den griechischen Wortursprung „selbstbezogen“. Er beschreibt also gerade keine Qualität der handelnden Bezugnahme zur Umwelt sondern indirekt das Nicht-Vorhandensein einer beobachtbaren handelnden Bezugnahme.

4.1. Tradierte Autismusbegriffe

4.1.1. Autismus in der Psychoanalytischen Entwicklungspsychologie

In den dreißiger Jahren des letzten Jahrhunderts wurde der Begriff „Autismus“ von Vertretern der psychoanalytischen Entwicklungslehre zur Beschreibung einer Form „kindlicher Psychosen“ verwendet. Die Psychoanalyse vertritt die Auffassung, dass Pathologie eine besondere Ausprägung allgemeiner und normaler menschlicher Eigenschaften ist. Bestimmte quantitative Faktoren entscheiden, ob allgemein menschliche Phänomene (wie Verdrängung, Fixierung, Regression) zu Symptomen führen oder nicht. Ihre Theorien zur Entwicklungspsychologie gewann die Psychoanalyse überwiegend rekonstruktiv. Margret Mahler erklärte die „autistischen Psychosen“ damit, dass die Kinder die Wahrnehmung eines eigenen, von der Mutter getrennten Funktionierens nicht bewältigen. Umweltwahrnehmung werde weitgehend verleugnet oder abgewehrt, um einen undifferenzierten Zustand aufrechtzuerhalten. Autismus stelle sich als ein Festhalten an einer früheren Entwicklungsstufe des Kindes dar, auf der es noch nicht zwischen Selbst und Nichtselbst unterscheide (Mahler, 1972). Dieser lange Zeit von der analytischen Theorie angenommene Zustand zu Beginn des Lebens ist von der Säuglingsforschung hinreichend widerlegt worden (vgl. Kap. 2.1.). Die Ursachen dafür sahen die verschiedenen Analytiker teils monokausal in einer extrem versagenden Umwelt (Bettelheim, 1987), teils im komplexen Wechselspiel zwischen konstitutionellen und umweltbezogenen Faktoren (Mahler, 1972).

4.1.2. Autismus als diagnostische Kategorie in Medizin und Psychiatrie

Etwa gleichzeitig mit den frühen psychoanalytischen Theorien zum Autismus wurde von psychiatrischer und medizinischer Seite eine andere Annäherung an das Phänomen „extrem kontaktgestörter Kinder“ vorgenommen. Leo Kanner und Hans Asperger beschrieben jeweils unabhängig voneinander eine Gruppe von Kindern mit Verhaltensweisen, die sie als „autistisch“ bezeichneten. Aufgrund des Vergleichs der beschriebenen klinischen Symptome manifestierte sich der Begriff Autismus nach und nach als diagnostische Klassifikation (Asperger-Syndrom als klinische Variante). Theoretische Annahmen der Psychoanalyse und anderer psychologischer Theorien samt der damit zusammenhängenden Begriffe hatten in diesem Autismusbegriff keinen Platz mehr. Verhalten sollte nicht mehr gedeutet und im Rahmen einer Theorie verstanden werden, sondern Verhalten sollte beschrieben werden, um eine zuverlässige Abgrenzung zur Normalität und zu verwandten Krankheitsbildern zu ermöglichen. Durch die Bildung homogener Patientengruppen sollten gezieltere Untersuchungen zur Ätiologie durchgeführt werden (Attwood, 2012).

Der diagnostische Begriff von Autismus als eine Kategorie der „tief greifenden Entwicklungsstörungen“ hat sich durchgesetzt. In den letzten zwei Jahrzehnten wurde daher erheblich mehr Ursachenforschung betrieben als je zuvor. Mit der Bildung von Patientengruppen und Untergruppen hatte man ein Forschungsfeld geschaffen, das es erlaubte, Einzelaspekte von grundlegenden psychologischen Phänomenen wie soziale Interaktion, menschliche Kommunikation und Steuerung des sozialen Verhaltens auf ihre hirnphysiologischen Korrelate zu überprüfen. Zudem konnte man nun durch die Familienanamnesen eine genetische Veranlagung überprüfen. Weil man Veränderungen in den zuständigen Hirnfunktionen belegen konnte, gelten die typischen autistischen Verhaltensmerkmale heute als biologisch bedingt. Die Störung der wahrnehmungsmäßigen Verbindungen zur Umwelt wird betont.

Nach wie vor ist jedoch unklar, ob die gefundenen hirnphysiologischen Abweichungen primäre Verursacher der Verhaltensauffälligkeiten sind oder ob sie bereits eine Antwort des Organismus auf diskordante Entwicklungsbedingungen darstellen.

4.1.3 Autismus in der Entwicklungspsychopathologie

Während die Psychoanalyse bemüht war, Autismus zu verstehen und zu erklären, soll Autismus als diagnostische Kategorie zunächst rein deskriptiv und scheinbar frei von theoretischen Deutungshypothesen sein.

In den letzten Jahrzehnten hat sich dies wiederum geändert. Die Ergebnisse aus der Autismusforschung wurden von vielen Vertretern der modernen Entwicklungspsychologie benutzt, um die normale Entwicklung sozialer Fähigkeiten schärfer zu zeichnen. In Umkehrung der psychoanalytischen Vorgehensweise werden nun die Besonderheiten autistischer Menschen nicht mehr als besondere Ausprägung normaler Eigenschaften angesehen, sondern aus den autistischen Symptomen wird doppelt rückgeschlossen: Auf das Fehlen normaler Entwicklungskomponenten und von hier wiederum auf die Fähigkeiten und Kräfte, die normalerweise am Werk sind, um einen guten Entwicklungsausgang zu bewirken. „Wenn wir den Autismus verstehen, verstehen wir uns selbst“ (Frith, 1992).

Die Studien über infantilen Autismus und Asperger-Syndrom haben die grundlegende und spezifisch menschliche Fähigkeit zur „Mentalisierung“ (d.h. der Fähigkeit, andere Menschen als Wesen mit einer eigenen Psyche zu erleben) in die wissenschaftliche Diskussion gebracht und zu wichtigen Erkenntnissen geführt“ (Jørgensen, 1998, S. 103). 1985 stellten Baron-Cohen, Leslie und Frith eine Hypothese auf, dass beim Autismus ein spezifisches „Theory of Mind“-Defizit vorliegt. Weil Autisten sich so verhalten, als wären andere ihnen gleichgültig, könnte es sein, dass sie nicht in der Lage sind, die geistige Beschaffenheit eines anderen Menschen zu begreifen. Sie seien sich also evtl. nicht bewusst, „dass andere Menschen etwas wissen, wünschen, fühlen oder glauben“ (Jørgensen, 1998, S. 50ff.). Deshalb könnten sie auch nicht vorhersagen, was andere tun werden. Sollte sich diese Hypothese bestätigen, verdiente die frühe Entwicklung empathischer Fähigkeiten im Säuglings- und Kleinkindalter eine zentrale Stellung bei der Entwicklung des Sozialverhaltens.

Damit werden jedoch Autisten grundlegende und spezifisch menschliche Eigenschaften abgesprochen. Trotz neuerer Untersuchungen, die ein autismusspezifisches Theory of Mind-Defizit nicht bestätigen, bleibt die Theorie der „Gedankenblindheit“ in der Autismusdiskussion bestehen und beeinflusst auch das Alltagsverständnis (vgl. Replikationsstudie von Kißgen/Schleiffer, 2002). Neben der „Theory of Mind“ gibt es noch zahlreiche andere neuere Theorien, die in ähnlicher Weise aus beobachtbarem Verhalten von Autisten Rückschlüsse über die Bedeutung einzelner Entwicklungsbausteine konstruieren (vgl. ebd., Kap. 6).

4.2. Zusammenfassung und Kritik

Der Autismusbegriff hat sich im Laufe der Jahrzehnte deutlich gewandelt: Während er zunächst im Worturprung ein Verhältnis zwischen Mensch und Umwelt beschrieb, wurde Autismus später zu einer pathologischen Eigenschaft, die manche Menschen kennzeichnet. Der Begriff verlor damit seinen engen, unmittelbaren Bezug zum Autonomiebegriff.

Autismus als Eigenschaft wird von der Psychoanalyse zunächst als eine besondere Ausprägung normaler menschlicher Abwehrmechanismen gedeutet. Von anderer wissenschaftlicher Richtung wird dieser Eigenschaft ein Katalog an Gültigkeitskriterien beigefügt, die eine genaue Zuschreibung dieser Eigenschaft zu bestimmten Patientengruppen erlaubt. Damit zusammenhängend explodiert die Forschung geradezu, um je nach

Disziplin genetische, physiologische und kognitionspsychologische Erklärungsmodelle für diese Eigenschaft zu liefern. Dies geschieht nicht nur, um Behandlungsansätze zu konstruieren, sondern auch, um Normalität von Pathologie schärfer abzugrenzen. Allen diesen Grundannahmen sind somit die personenbezogene Perspektive und die Festschreibung von Pathologie gemeinsam.

Feuser (2001) beschreibt die Gefahr dieser linearen Erklärungsmechanismen wie folgt: „Jede Erkenntnis, die wir als Faktor einem Autismus zuordnen, wird zu einer Freiheit versprechenden Kategorie in dem Sinne, dass wir Autismus besser klassifizieren und derart scheinbar auch besser verstehen können, aber wenn sie erst einmal in die Welt gesetzt ist, wird sie zu einer neuen Kategorie des Ausschlusses dieser Menschen aus unserer Mitte.“ (Feuser, 2001, S. 3)

Für die betroffenen Menschen erwachsen aus der Autismusdiagnose situationsspezifische Konsequenzen. Erst mit dieser Diagnose wird es oftmals für die Betroffenen oder ihre Bezugspersonen möglich, in der Öffentlichkeit offensiver aufzutreten: um Hilfeleistungen einzufordern, Überforderungen abzuwehren und Probleme benennen zu dürfen. Es ist hilfreich für die Identitätsfindung, wenn das, was man an sich als anders wahrnimmt, einen Namen hat. Gefühltes Unvermögen bekommt eine Schuldentlastung. Diese Vorteile erwachsen allerdings relativ aus unserem restriktiven Umgang mit Verschiedenheit. Wer sich ohne körperlich sichtbare Beeinträchtigung unüblich auffällig verhält, wird häufig stigmatisiert und schlecht behandelt. Wer demgegenüber eine anerkannte Störung vorweisen kann, wird in den meisten Fällen wenigstens nur stigmatisiert. Auch die entlastende Wirkung einer Diagnose „Autismus“ für die Betroffenen und ihre Bezugspersonen ist nicht ungetrübt: Wo vorher Menschen waren, die sich fragten, warum die Dinge nicht so sind wie bei anderen und ob sie in irgendeiner Weise versagen, sind nun Menschen, die wissen, dass sie nichts dafür können, aber wirklich unfähig sind. Für die weiteren Beziehungschancen bietet die Diagnose Autismus nur Negativpunkte. Wer möchte einen Partner, einen Freund, einen Bekannten, der verbriefte Einschränkungen, Mängel und Unfähigkeiten in zentralen sozialen Kategorien aufweist?

Ein Begriff von Autismus, der diesen als krankhafte Eigenschaft in einer Person verortet, kann für einen pädagogischen Ansatz eigentlich nicht genutzt werden. Pädagogik ist auf Beziehung als ein verbindendes Erlebnis angewiesen. Menschen lernen in und durch Beziehungen. Menschen entfalten sich in Beziehungen, Menschen entwickeln, verändern sich durch Beziehung. Grundlage für die Entfaltungsmöglichkeit ist das Erlebnis von Verbundenheit (siehe Kapitel Intersubjektivität), Grundlage von Entwicklungsmöglichkeit ist die Verschiedenheit (siehe Kapitel Lernen). Nur wenn wir in der Verschiedenheit Gleiches entdecken, können wir uns verbunden fühlen und uns entfalten. Nur wenn wir im Gleichen Unterschiede entdecken, können wir lernen.

Verstehen wir Autonomie als grundlegendes Ziel einer pädagogischen Beziehung, benötigen wir ein Menschenbild, in dem Verschiedenheit ausgesprochen positiv gewertet wird und eine grundlegende Gleichheit des existentiellen sozialen Autonomie-Bestrebens und des damit zusammenhängenden Bedürfnisses nach Intersubjektivität postuliert wird. Pädagogisches Handeln qualifiziert sich ausschließlich durch seine Nützlichkeit, dieses Autonomiebestreben zu unterstützen.

Die eigentliche Frage für die Autismusforschung müsste lauten: Wie kann man das enorme Lernpotential nutzen, das in der Verschiedenheit liegt?

Im Folgenden wird daher ein anderer Begriff von Autismus vorgeschlagen, der pädagogische Ansatzpunkte beinhaltet.

5. „Autismen“ als zwischenmenschliches Phänomen: Ein neues Konzept

Renate Walthes (1995) geht davon aus, „dass Behinderung eine sozial konstruierte, kontextabhängige Kategorie ist, die nicht die Eigenschaft einer Person kennzeichnet, sondern immer im nicht gelingenden Umgang mit Verschiedenheit entsteht“ (zit. in: Slotta, 2002, S. 27).

Die diagnostischen Kriterien für „Autismus“ spiegeln diese soziale Dimension sehr deutlich wieder. Die Beschreibung dessen, was autistisches Verhalten ausmacht, ist darin abhängig von den Erwartungshaltungen und Bewertungen der Beschreiber, die in der Mehrzahl sind. Die Bezeichnung Autismus beschreibt demnach also keineswegs den Betroffenen, sondern letztlich das Unverständnis des Beobachters (vgl. Slotta, 2002, S. 28ff.).

Eine Störung, eine Behinderung ist nach Walthes nicht in einer Person verortet, sondern „Störung ist das Durcheinanderbringen der Ordnung anderer. Derjenige, der mich stört, bringt meine Ordnung, mein Vorstellungssystem durcheinander, […] Störung ist die Bedingung der Möglichkeit von Veränderung“ (zit. in: Slotta, 2002, S. 28f., vgl. auch Kapitel Soziales Lernen).

Verstehen wir Autonomie als Fähigkeit, die wahrgenommene Welt in eine emotionale Beziehung zum eigenen Ich, zu den eigenen Motiven und Handlungsmöglichkeiten zu setzen, um entsprechend handeln zu können, erscheinen nun in diesem Konzept **Autismen** als unerwartete Störung in diesem Bezugsprozess, als Autonomielücken, die allerdings der Betrachter definiert. Es gibt also nicht den „Autismus“, es gibt vielmehr Handlungslücken (Autismen) als Störung einer Erwartungshaltung des Betrachters hinsichtlich einer gegenwärtigen räumlich-zeitlichen Situation.

Wir sehen, dass jemand (in unseren Augen) nicht situationsadäquat autonom handelt, wir wissen aber nicht, ob er dies zu einem anderen Zeitpunkt täte, wir wissen nicht, ob er es an einem anderen Ort täte, wir wissen nichts über seine allgemeinen Handlungskompetenzen. Wir beobachten, dass jemand sich nicht (in erwarteter Weise) in eine Beziehung zu einer Situation setzt oder die Situation nicht in Beziehung zu sich setzt. Wir wissen aber nicht, was davon gerade der Fall ist. Wir wissen also nicht, ob jemand gerade mit etwas anderem beschäftigt ist und deshalb sich selbst nicht in Beziehung zur gegenwärtigen äußeren Situation setzt. Wir wissen nicht, ob er die Situation als zu fremd erlebt, um sie mit sich selbst und seinen Motiven und Handlungsmöglichkeiten in Beziehung zu setzen. Wir wissen nicht, ob das Nicht-Eintreffen unserer Handlungserwartung vielleicht auch daran liegt, dass er unsere Sicht der Situation nicht teilt.

Eine ganz andere Sicht der Situation verlangt vielleicht gar keine Handlungsentscheidung, wie wir sie erwartet hätten.

In diesem Verständnis sind Autismen nicht auf bestimmte Personen begrenzt.

Gerade der Umgang mit Menschen, die als „autistisch“ beschrieben werden, zeigt auf, wie groß unsere eigenen Autonomielücken sind: Im Umgang mit „autistischen“ Menschen verhalten wir uns selbst ausgesprochen wenig bezogen. „Unser Bedürfnis nach Sicherheit führt dazu, dass wir unsere Deutung der Wirklichkeit auf sie übertragen und zu wissen meinen, wie diese Menschen sind. Wir versuchen sie mit unseren Wahrnehmungsgewohnheiten zu verstehen und schreiben ihnen demnach Begrenztheit zu.“ (vgl. Slotta, 2002, S. 63) Dies führt zu einem Abbruch der gegenseitigen Beziehung und verhindert einen Dialog über die Wirklichkeit. Oder wir postulieren die Unmöglichkeit, zu verstehen und resignieren. Auch dies führt zu Rückzug und Abbruch von gegenseitigem Austausch (vgl. Slotta, 2002, S. 64). Wir minimieren so unsere Lernchancen, die gerade durch die Störung des Gewohnten aufgetaucht sind.

Es ist also wichtig festzuhalten: Autismus ist keine personeninnenwohnende Eigenschaft, sondern ein Phänomen, das sich am ehesten als Nicht-Vorhandensein von erwarteter (aus der Sicht eines Beobachters) autonomer Handlung oder als gegenseitige Verständnislücke beschreiben lässt. Er ist als solches Phänomen kein dauerhafter Zustand (deshalb spreche ich von Autismen im Plural), sondern, wie die Existenz beobachtbarer autonomer Handlung, gebunden an bestimmte Bedingungen:

– Ich beziehe die Äußerungen der anderen jetzt gerade nicht auf mich. Ich empfinde mich gerade nicht als Empfänger, ich beziehe die äußere Situation also gerade nicht auf mich und meine Handlungsmöglichkeiten.

Beispiel: Ich sitze in einem Boot und genieße den Sonnenschein und wie das Wasser glitzert. Am Strand stehen Menschen, die irgendjemandem zuwinken. Ich lehne mich fröhlich zurück. Erst als das Rettungsboot zu mir kommt, wird mir klar, dass das Winken mir galt und als Alarmsignal gemeint war, weil ich zu weit abgetrieben bin.

– Ich beziehe mich jetzt gerade nicht auf einen anderen. Ich bin derzeit nicht „auf Sendung“

Beispiel: Während ich mit einer Freundin telefoniere, kommt mir die Begegnung mit diesem einen Mann vor der Bäckerei in den Sinn und wie er diesen Satz sagte... Irgendwann legt die Freundin genervt auf, weil ich auf alle Äußerungen rein mechanisch mit „Ja“ und „Ach so“ antworte.

- Meinem Bedürfnis nach „Intersubjektivität“ wird (noch) nicht entsprochen. Ich fühle mich ausgeschlossen. Ich habe noch keine Option zur Bezugnahme.

Beispiel: Ein Freund nimmt mich mit auf eine Szeneparty, wo alles rituell und nach für mich undurchschaubaren Regeln abzulaufen scheint. Mein Gesicht erstarrt zu einer Maske, ich erzähle jedem wie auswendig gelernt das Gleiche und merke später, dass ich in meiner Hosentasche ein Taschentuch in Millionen Krümel zerfetzt habe.

- Ich beziehe mich auf eine Situation, die ich wahrnehme, der andere bezieht sich auf dieselbe Situation, nimmt in dieser aber anderes wahr. Jeder bezieht sich so eigentlich auf eine andere Wirklichkeit.

Beispiel: Ein schönes Beispiel ist der Sketch von Loriot, in dem ein Mann einer Dame beim Essen eine Liebeserklärung macht, dabei hängt ihm jedoch eine Suppennudel am Nasenflügel. Statt adäquat zu antworten (verbal und mimisch), ist die Aufmerksamkeit der Dame von der Nudel, die immer mal wieder an eine andere Stelle rutscht, vollkommen gebannt.

Diesen Beispielen ist gemeinsam, dass aus der Sicht des Betrachters keine passend bezogenen Handlungen erfolgen, wann, wo und wie diese eigentlich erwartet werden. In allen Beispielen kommt es zu den beobachtbaren Symptomen, die laut WHO-Klassifikation der autistischen Entwicklungsstörung zugeordnet werden: mangelnde Gegenseitigkeit, mangelnde Empathie, stereotype Beschäftigungen mit Dingen, repetitive Verhaltensmuster, veränderte Prosodie (Sprachmelodie), ungeschicktes, oft selbstgefährdendes Verhalten, unpassender Gefühlsausdruck etc.

Aber hier wird deutlich: Es handelt sich bei Autismen um ein subjektiv sinnvolles, erklärbares Verhalten. Von außen zu sehende Autonomielücken sagen nichts aus über den allgemeinen Stand der persönlichen Autonomie-Entwicklung. Sie sagen ausschließlich etwas aus über einen gegenwärtig nicht vorhandenen Handlungs- und Entscheidungsbezug im Rahmen der Erwartungen des Betrachters. Auch Autismen im Auge des Betrachters sind letztlich oft autonome Entscheidungen des Betrachteten. Nämlich die, gerade nicht zu handeln, zu antworten, sich auf jemanden oder etwas zu beziehen. Diese Entscheidung wird manchmal bewusst und manchmal unbewusst vom Organismus vollzogen. Nach-fühlen oder Nach-denken wie auch Desorientierung verursachen eine zeitliche Verschiebung bzw. einen Stillstand der Handlung, wie die Worte es schon ausdrücken. Austauschprozesse mit der Umgebung werden auf ein Minimum reduziert, um dies zu gewährleisten: Nichts soll jetzt stören, die Welt, die in mir lebt, läuft gerade auf Hochtouren. Manchmal auch körperlich erregt, sucht sich die innere Aktivität Wege zum Ausdruck, ist dabei aber nicht kommunikativ intendiert.

Intensive hirnphysiologische Aktivitäten erscheinen in den Augen anderer als Autismen. Anders ausgedrückt: Wenn wir hochgradig negativ oder positiv berührt sind oder Ordnungen entdecken und die dabei entstehende innere Welt gerade mit Gefühl und Bedeutung ausstatten, erfüllen wir nicht die Erwartungen nach Bezugnahme und Austausch. Gleiches gilt, wenn wir aus einem bestehenden Bezugssystem ausgeschlossen sind. Fehlende Teilhabemöglichkeit im Sinne von Intersubjektivität macht Angst und zwingt den Organismus, nichts zu tun, weil jede Aktivität eine mögliche Steigerung der Angst bedeuten könnte.

Autismen sind durch nicht befriedigte Erwartung definiert, sie beschreiben ein momentanes unerwartetes Nicht-Tun, aber keineswegs ein subjektives Nicht-Können. Nicht anders verhält sich dies bei allen Menschen, auch bei denen, die als autistisch bezeichnet werden. Es gibt hier (wenn man von der sekundären Problematik absieht) nur einen graduellen, keinen prinzipiellen Unterschied.

Denn offenbar gibt es einige Menschen, die häufiger aus dem erwarteten Takt Bezugnahme-Antwort heraustreten als andere. Ein Rückschluss auf fehlende Kompetenzen oder Entwicklungsschritte ist jedoch auch bei diesen Menschen genauso wenig möglich und ausgesprochen gefährlich (vgl. nächstes Kapitel).

Denn: Finden solche Menschen in ihren wichtigsten Beziehungen genügend Anerkennung, Struktur und Sicherheit, werden sie genauso autonom und selbstverantwortlich werden wie Menschen, denen diese Faktoren in ähnlicher Weise zur Verfügung standen, auch wenn sie vielleicht weiterhin häufiger aus dem erwarteten Takt fallen als andere und unter Umständen in manchen Situationen Hilfe brauchen.

„Die mitschwingende Bedeutungskomponente der Unabhängigkeit bezieht sich auf die Entscheidungsfähigkeit. Das Angewiesen-Sein auf Hilfe ist kein Indikator für mangelnde Autonomie.“ (Vgl. Kap. 1.2)

Aber stoßen solche Menschen auf Ignoranz ihrer Fähigkeiten, auf die Zuschreibung von Unmöglichkeit emotionaler Verständigung und sozialer Teilhabe, wird Entwicklung genau in diese Richtung festgelegt. Dies geschieht derzeit überall, wo aus den deskriptiven Symptomen Rückschlüsse auf Pathologie, Störung, und Defizite gezogen werden.

Aus folgenden Gründen scheint eine allgemeine Definition von Autismen als unerwartete Autonomielücken für die Fragestellungen dieser Arbeit geeignet:

– Die Störung wird nicht in den Menschen verortet, sondern in der Erwartungshaltung der Beobachter. Eine solche Störung ist die Bedingung des Lernens von mehr Selbstverantwortung, sofern sie nicht abgewehrt wird.

- Die Störung wird normalisiert, wird erklärbar, am eigenen Leben nachvollziehbar mitsamt allen dazugehörigen symptomatischen Ereignissen. Wir brauchen, um etwas Neues zu lernen und zu verstehen, Anknüpfungspunkte aus unserem eigenen Erfahrungsnetz (vgl. Kap. 1.1).

6. Autonomieentwicklung in einer besonders sensorisch geprägten Welt

Wenn wir auf die Welt kommen, sind wir Menschen allesamt allein nicht überlebensfähig. Wir werden erst am „DU“ zum „ICH“. Wir brauchen das Gegenüber, das unsere primären Äußerungsmöglichkeiten sieht, teilt, in der gemeinsam entstehenden Welt verankert und sie schließlich positiv bewertet.

Ohne Gegenseitigkeit sterben wir, weil wir Menschen sind.

Wir unterscheiden uns in dem Bedürfnis nach Intersubjektivität nicht, wenn wir auf die Welt kommen. Das Einzige, was uns zunächst unterscheiden kann, ist der Körper mit seinen Organen und Funktionsmöglichkeiten. Damit werden wir in eine soziale Umgebung geboren, die mehr oder weniger günstig ist.

Die einzige Gemeinsamkeit in allen Selbstbeschreibungen von „Aspies“ ist die extreme Intensität einiger oder aller Sinneswahrnehmungen. Diese besondere Funktionsweise der Sinne unterscheidet sie von anderen.

Sie leben in einer intensiv sensorisch geprägten Welt. Der Fokus der Aufmerksamkeit und das gesamte affektive Bewertungssystem werden förmlich angesogen von Eindrücken. Die Welt ist immer wieder ganz nah und fordernd. Fast zu schön und/oder zu schrecklich, um sie auszuhalten, und: Man muss sich manchmal vor ihr zurückziehen.

Es ist zu fast 100 % wahrscheinlich, dass sich diese besondere Sinnlichkeit nicht erst mit einigen Jahren ausbildet, sondern von Beginn des Lebens an vorhanden ist und somit eine biologisch etwas veränderte Ausgangslage von Entwicklung darstellt. Alle Entwicklung wird von ganz allein darauf Rücksicht nehmen müssen.

Allmählich setzt sich in den aktuellen Diskussionen auch vorsichtig die Erkenntnis durch, dass die besondere Art der Wahrnehmung alleiniger Urheber der Verhaltensweisen ist, die Autismen im Kontakt begleiten (vgl. auch Vero, 2014). Die hochgradige sinnliche Offenheit und die dadurch oft extrem dichtrückende Welt bedroht tendenziell die Kommunikationsmöglichkeit, die auf eine gewisse Distanz angewiesen ist. Es braucht Mechanismen, die Welt weiter wegzurücken und intensiver innerpsychischer Verarbeitungsprozesse, um mit ihr wieder in kommunikativen Austausch treten zu können. So sind letztlich Rückzug, Stereotypien und Selbststimulationen auch als Ausdruck des Willens zu verstehen, in einer ausgesprochen dichten Welt sich selbst besser zu begrenzen, um anschließend Austausch zu gewährleisten. Diese Verhaltensweisen kennen wir alle, wie in den Beispielen oben beschrieben (vgl. Kap. 4.2.).

In einer Geschichte von Marlen Haushofer erbt ein junger Mann die übersensiblen Sinne seiner gerade gestorbenen Freundin:

Als ich mich aufrichtete, war es, als hätte eine unsichtbare Hand den grauen Schleier von meinen Augen gezogen. Alles war wie früher und doch so unfassbar verändert. So eindringlich deutlich sah ich die Gesichter der Umstehenden, dass es beinahe schmerzte. Mein Körper fühlte sich merkwürdig leicht und mein Blut rann beseligend warm durch die Adern. Als ich auf die Straße trat, überfiel mich die Sonne mit glühenden Pfeilen. Ich schritt zwischen den gleißenden Kornfeldern dahin wie durch eine neuentdeckte Landschaft. Der Klatschmohn brannte am Wegrand und eine ungeahnte Fülle von Farben und Gerüchen überwältigte meine Sinne. Ich lief in den kühlen dunklen Hausflur – gerade in die Arme meiner Mutter. Zum ersten Mal sah ich, wie müde und schmal ihr altes Gesicht war. Ich sah jede Runzel auf ihrer Stirne und jedes graue Haar mit brennender Deutlichkeit. Das also war meine Mutter! Ein heftiger Schmerz fuhr durch meine Brust. Als ich sie in die Arme nahm und meinen Mund ihrer Schläfe näherte, rief sie erschreckt: „Aber Georg, was machst du denn?“ Es klang wie der schwache Schrei eines aufgescheuchten Vogels, und ich fühlte ihre Haut an meinen Lippen wie kühles, sprödes Pergament. „Aber du weinst ja!“ murmelte sie ungläubig und fuhr mit ihrer rauen Hand über mein Gesicht.

Und ich schloss die Augen und fühlte die Tränen wie einen lauen erlösenden Regen über meine Wangen laufen. „Wie gut“, sagte meine Mutter, „wie gut, mein liebes Kind, dass du weinen kannst.“ (Haushofer, 1985).

Grundlage der folgenden Darstellung der Entwicklung von Autonomie und Selbstverantwortung in einer intensiv sensorisch geprägten Welt sind meine jahrzehntelangen Beziehungen zu drei „Aspies“. Anhand unzähliger Beispiele durfte ich dabei lernen, mit ihren Augen zu sehen, mit ihren Ohren zu hören. Die folgenden Darstellungen sind daher meine jeweils in konkreter Beziehung gewonnenen subjektiven Erkenntnisse. Sie haben insofern den vorläufigen Charakter allen Lernens und müssen sich einer Überprüfung stellen können: Gibt es an irgendeinem Punkt des Gesagten Widerspruch von Menschen, die als Autisten oder Asperger-Autisten bezeichnet werden?

Ich habe die autobiographische Literatur dieser Menschen auf diesen Punkt hin untersucht und bin bisher ausschließlich auf gleichgerichtete Erfahrungen gestoßen. So könnte man das Folgende mit Hunderten von Textpassagen belegen, was aber zu nichts führt, weil damit nicht bewiesen ist, dass es anderswo Hunderte anderer Meinungen gibt.

Ich möchte daher alle Leser zum Diskurs auffordern, weil nur im dialogischen Austausch vorläufige Wahrheiten mehr Bestand bekommen. Die wenigen im Folgenden gebrauchten Beispiele dienen daher zur Veranschaulichung des Gemeinten, nicht primär dem Beleg meiner Thesen.

6.1 Primäre Intersubjektivität – Anerkennung

In Kapitel 2.1.1. wurde Anerkennung als die emotionale Überzeugung verstanden, „gesehen“ zu werden, die als Baustein von Selbstverantwortung ein Gefühl von Bedeutsamkeit der eigenen Person und die Freude an Eigeninitiative grundlegt. Diese Überzeugung wird erworben durch die Fähigkeit der Menschen, sich gegenseitig zu vermitteln, dass man sich wahrnimmt, dass man gesehen wird.

Auch der Säugling mit extremer sensorischer Beeindruckbarkeit benötigt zum Überleben in der sozialen Welt das Gefühl, in seinem So-Sein „gesehen zu werden“. Dies braucht er besonders dringend, weil er nur dann auf der Beziehungsebene ein fundamentales Gefühl des Gehaltenwerdens konstituieren kann, das er braucht, um sich dem Leben zu stellen. Solche Kinder sind durch ihre besondere Sensorik in der Stabilität ihres einheitlichen Selbst- und Objektempfindens verletzlich. Es kommt häufiger zu Übererregung und tiefer Erschöpfung und dadurch sicherlich häufiger zu einer „disjunktiven Wahrnehmung“ (umgangssprachlich: Ausrasten). Dieser Begriff bedeutet, dass Eindrücke aus verschiedenen Sinneskanälen nicht einer gemeinsamen Zeit und einem gemeinsamen Ort zugewiesen werden, dass quasi nicht mehr erkennbar ist, was zu mir und was zur Außenwelt gehört.

An der Intensität der motorischen Äußerungen (Körperhaltung, Vokalisierung, Bewegungstempo, Gesichtsausdruck) lässt sich die Intensität der Affekte ablesen. Auch die mit extrem hoher Sensibilität ausgestatteten Kinder benötigen in der frühen Affektkommunikation mit der Mutter oder einer anderen Bezugsperson ebenfalls eine möglichst vollständige Einfühlung in ihre subjektiven Erlebnisqualitäten und zusätzlich die beruhigende Affektregulation durch die primäre Bezugsperson. Die sensorischen und affektiven Impulse können nur in relativ ausgeglichenen Spannungszuständen kognitiv verarbeitet werden. Aber auch in diesem Falle einer relativen Ausgeglichenheit ist die Beziehung zur dinglichen Welt oft ähnlich einer sozialen Beziehung. Der Leser möge sich das vielleicht vorstellen, als sendeten die Dinge ihre Beschaffenheit wie emotionale Botschaften. Fast alle hochsensiblen Menschen erleben die Dingwelt belebt. Im Säuglingsalter kann man diese präverbale Erfahrung vielleicht so übersetzen: „Das Kühle einer Kachel beruhigt mich, die Schatten spielen freundlich mit mir, die Farbe meiner Bettdecke ist zärtlich zu mir, während das Weiß der Wand mir wehtut.“

In einer so geprägten Welt ist man ständig angesprochen. Die (in Bewegungs-, Stimm- und Gesichtsausdruck kommunizierte) einfühlsame Antwort der Mutter auf das Erleben/Verhalten ihres Kindes („Siehst du, was ich fühle?“) ist daher im Besonderen: „Ja, ich sehe, wie aufregend du alles findest, aber ich halte dich.“

Sehen und durch einfühlsame Antworten bestätigen, was ich in Beziehung zur Welt fühle, kann nur ein Mensch. Als solcher wird er in Momenten der emotionalen Kontingenz anders lebendig wahrgenommen als alles andere.

6.2. Sekundäre Intersubjektivität – Struktur/Einfluss

Das Bedürfnis nach Struktur haben wir weiter oben kennengelernt als Gemeinsam-haben-wollen von mentalen und emotionalen Zuständen, als Bedürfnis nach Verständigung über die Welt, als „Teilst du, was ich fühle?“.

Orientierung und Kohärenz können nur in sozialen Austauschprozessen vermittelt werden. Über Gesten und rückversichernde Blicke findet dieser mental/emotionale Austausch statt. Er führt zu gemeinsam erkannten Bedeutungen, zu erkannten Strukturen, die einer größeren gemeinsamen Welt angehören (vgl. Kap. 2.1.2).

Babys/Kleinkinder mit einer erhöhten sensorischen Sensitivität brauchen (wie Andere) zumindest immer wieder einmal eine wache Bezugsperson, die sich an ihre Seite stellen kann und jenseits ihrer eingefahrenen Wahrnehmungsmuster bemerkt, was im Hier und Jetzt noch alles zu sehen, zu hören, zu fühlen ist. Es ist nämlich eine Menge. Außerdem benötigen sie Geduld im gegenseitigen Dialog. Denn: Wenn die Welt gerade einfach zu stark, zu dicht, zu groß und zu vielfältig ist, kann ich noch nicht darüber „sprechen“. Das manchmal aufgewühlt aufgeregte, manchmal sehr zurückhaltende, behutsam-vorsichtige Explorationsverhalten wirkt oft versunken und wie mit einem Schild „Bitte nicht stören“ versehen. Es gibt typische Besonderheiten im Explorationsverhalten sensorisch hypersensibler Kinder. Sie versuchen oft, die Dinge sozusagen in ihrer Existenz, ihrer tieferen Identität, ihrer sensorischen Ausstrahlung zu verstehen, indem sie deren Konturen und Beschaffenheit nachfahrend ertasten. Seltener, indem sie diese durch eigenes Tun verändern.

Auch Menschen werden von diesen Kindern in ihrer Ausstrahlung, in ihrem einzigartigen Wesen auf diese Weise zu erfassen gesucht. Die sensorisch-affektive Empathie ist vermutlich entgegen aller Annahmen aus der tradierten Autismusforschung bei ihnen erheblich größer als bei anderen Menschen. Dies wird in der aktuellen Literatur immer mehr gesehen (z.B. Dziobek, 2008).

Um mit Menschen in einen Austausch zu treten, bedarf es aber einer gewissen Distanz. Dies ist vermutlich auch der Grund, warum Blickkontakt während gerade dieses Austausches manchmal nur peripher erfolgt.

Zusätzlich zu der Frage „Teilst du, was ich fühle?“ kommt hier also die Frage: „Wartest du, bis ich es dir zeigen kann?“. Wenn dies gelingt, bewirken Augenblicke der emotionalen Kontingenz auf der Beziehungsebene nun nicht mehr ein unspezifisches Gefühl des Gehaltenseins, sondern ein Gefühl der Verbundenheit mit der Bezugsperson und damit der menschlichen sozialen Welt.

Ohne diese Verbundenheit bin ich mit meiner Art, Wirklichkeit wahrzunehmen und damit zu konstruieren, quasi wie allein ausgesetzt. Dies würde massive Angst zur Folge haben.

Beispiel: Miriam, anderthalb Jahre alt, (sie kann zu diesem Zeitpunkt schon ausgesprochen viel sprechen) hat sich unbemerkt in eine kleine Ecke hinter dem Sofa gesetzt. Als ich nach ihr schauen will, finde ich sie nicht. Erschrocken laufe ich der Wohnung herum und rufe: „Mimi, Mimi?“ Keine Antwort. In meine Stimme mischt sich ein sehr angstvoller Klang, weil ich mir vorstelle, dass sie vielleicht vom Balkon gefallen sein könnte. „Mimi??????“ Da höre ich sie plötzlich weinen.

Hier wird sehr gut deutlich, dass die hochgradige sensorische Empathie Grenzen verwischen kann, sie übernimmt meine Angst und ist in diesem Moment noch nicht bzw. nicht mehr ein Gegenüber, dass einfach antworten kann: „hier“.

6.3. Reziproke Anerkennung - Sicherheit

Mit der Entstehung der Vorstellung und des Wünschens verändert sich die Beziehung zur Welt: Aus unmittelbaren und durch Austausch erworbenen/geteilten Erkenntnissen (Lernerfolgen) sowie emotionalen Gewohnheiten wird eine in unserer Innenwelt repräsentierte Erkenntnis, eine emotionale Überzeugung, die unser weiteres Lernen beeinflusst und autonome Entscheidungen im eigentlichen Sinne ermöglicht (vgl. Kap. 2.1.3.).

Hat ein hypersensibles Kleinkind die emotionale Überzeugung erlangt, in seiner Erregbarkeit gehalten und in seiner besonders sensorisch geprägten Konstruktion von Wirklichkeit nicht allein gelassen zu sein, wird es die Vorstellung entwickeln, dass es beruhigt in die Welt hinausgehen kann, weil es sich auch bei anderen in seiner Wahrnehmungsweise bestätigt sehen wird, weil es auch dort Gefährten finden kann. Es wird das Gefühl haben können, die Handlungsentscheidungen/Symbole/Spiele anderer nachvollziehen zu können, weil sie vermutlich eine ähnlich geprägte Innen- und Vorstellungswelt besitzen. Es wird das Gefühl haben können, sich beim Spiel mit der Welt wiederentdecken zu können. Es wird die Überzeugung haben können, die eigenen in früher Beziehung erworbenen und übernommenen Methoden zur Affektregulierung (Beruhigung) und die (möglicherweise selbststimulierenden oder stereotypen) Rituale zur Ermöglichung eines gegenseitigen Dialogs in ähnlicher Form bei anderen wiederzufinden.

Wird die Welt größer, sollte ich mit meinen erworbenen Handlungsmustern und Interaktionsmustern experimentieren können, um sie zu erweitern, um mehr Optionen zu erwerben und letztlich unter ihnen zu entscheiden. Kinder mit stark erhöhter sensorischer Sensibilität werden sich jedoch schon zu diesem Zeitpunkt sowohl in erworbenen Handlungsmustern als auch in Interaktionsmustern von anderen unterscheiden.

Für ein gemeinsam entwickeltes Tun benötigen wir ein gewisses Maß an Vorhersagbarkeit. Die Vorhersagen dieser Kinder stimmen jedoch nicht mit dem überein, was passiert. In den Handlungen der Anderen ist ihre Innenwelt nur wenig gespiegelt. Die Anderen tun ständig Dinge, die sie selbst niemals so tun würden. Besonders stark unterscheidet sich das Tempo, mit dem in Bestehendes eingegriffen wird.

Ein Beispiel vom Spielplatz: Miriam, 1 ¾ Jahre, betritt den Spielplatz. Auf der Schaukel sitzt ein Mädchen mit einem langen bunten Rock. Sie schwingt ein paar Mal, dann dreht sie die Seile ein und wirbelt beim Loslassen um die eigene Achse. Miriam geht auf das Kind zu und sagt: „Kind schaukelt, schau der Wind, Rock dreht sich, bunt, schön". Sie lacht und freut sich und das große Kind wiederholt die Aktion ein paar Mal, geschmeichelt von so viel Bewunderung. Ein anderes Kind in Miriams Alter kommt mit seiner Mutter auf die Schaukel zu und sagt: „Max auch, Max auch", wobei es sich selbst meint. Max fängt an zu quengeln, zieht an den Seilen, das große Kind überlässt ihm die Schaukel.

Hier kann man erkennen, wie unterschiedlich wahrgenommene Welten zu einer völlig unterschiedlichen Handlungsmotivation führen. Für hochgradig sinnliche Menschen haben die wahrgenommen Dinge, Phänomene und Menschen immer zunächst einen Wert an sich. Sie sind so sehr ausgestattet mit Ausstrahlung, dass sie das Verlangen wecken, ihr Wesen ganz und gar und in allen Qualitäten zu erfassen, sich mit ihrer Identität und Einzigartigkeit vertraut zu machen, sie sich zum Freund zu machen, indem man quasi mit dem Körper und seinen Sinnen hinein und wieder hinaus „kriecht". Sie werden als ein solcher Freund mit anderen bereits bestehenden Freunden verglichen und assoziativ verbunden. Der weitere „Gebrauchs"-Wert von Situationen und Dingen, ihr Aufforderungscharakter, sie aktiv zu verwenden, zu gebrauchen, zu verändern, um andere

Bedürfnisse zu befriedigen, wird häufig nicht zeitgleich gesehen, weil diese anderen Bedürfnisse noch nicht aktuell sind.

Max nimmt diese Elemente der Situation im Prinzip gar nicht wahr, weder die Freude des Mädchens, noch die Bewegung und den dabei entstehenden Wind, noch die Farben des Rockes, die in der Drehung verschwimmen. Was er sieht, ist „Schaukel". Aber auch diese hat keinen Wert an sich, sondern hier wird aufgrund früherer Erfahrungen sofort ein Bedürfnis aktualisiert, das die Schaukel in ihrem Aufforderungscharakter hoch bewertet. Das Hindernis wird vehement angegangen.

Kinder wie Miriam benötigen in hohem Maß die reziproke Anerkennung durch eine Bezugsperson. Sie brauchen die Bestätigung, dass ihre Sicht der Dinge möglich, erträglich/nachvollziehbar, liebenswert und wertvoll/bereichernd ist. Nur dann werden sie sich im Laufe der Zeit der Tatsache stellen können, dass ihre Sicht der Dinge sich von der Sicht der Mehrzahl der Menschen zum Teil gravierend unterscheidet und nur dann werden sie zu der anstrengenden Arbeit motiviert sein, die oft als chaotisch und zerstörerisch wahrgenommenen Handlungen anderer in ihrer Sinnhaftigkeit zu verstehen, ohne die eigenen Entscheidungen in Frage zu stellen. Dies ist ein langer Weg, besonders weil ihnen keiner entgegenkommt.

Individuation und Loslösung muss hier langsamer und behutsamer erfolgen, weil die Wirklichkeitskonstruktionen der anderen Menschen Schrittchen für Schrittchen erkannt werden müssen.

Bevor ich mich darin so gut auskenne, dass die anderen ein verstehbares Gegenüber werden, mit denen ich in einen wechselseitigen Austausch treten kann, bin ich länger abhängig von den Bezugspersonen, mit denen ich bereits in einem Austausch stehe. Ich brauche ihre Bestätigung, dass das, was ich auf meinem Weg zu den anderen unternehme, mutig, richtig und gut ist.

Hinsichtlich der Fragestellung: „Erträgst du / magst du was ich fühle?" brauchen solche Kinder die Antwort: „Ich kenne, ertrage und mag nicht nur deine besondere Perspektive und die damit verbundenen Gefühle, ich schätze und bewundere auch deine Anstrengungen und Erfolge, die Perspektive der Anderen in deiner weiteren Umwelt zu erschließen." Kommuniziert wird jetzt nicht nur über den Austausch von Affekten in Gesten und Gesichtsausdruck, sondern auch über Sprache: „Es macht mir Freude, mit dir zusammen zu sein und dich auf deinem Weg in die Welt zu sehen. Das Zusammensein mit dir bereichert mich, ich lerne von dir, die Welt mit neuen Augen zu betrachten und achtsam zu sein, ich lerne von dir, was es heißt, Mut und Vertrauen aufzubringen, das Verstehen und Verständigung möglich sein wird."

Autonomieentwicklung braucht – auch oder gerade weil sie hier langsamer und mit bewusster Anstrengung erfolgt – als Grundlage das Gefühl: „Ich bin gut, so wie ich bin." Dann gehe ich trotz aller Mühe mit Humor, Interesse, innerer Gelassenheit und freiwillig auf die andere Welt zu, kann Selbstverantwortung leben.

Bausteine von Selbstverantwortung in einer besonders sensorisch geprägten Welt

	Anerkennung	**Struktur**	**Sicherheit**
Kommunikation	Siehst du, was ich fühle?	Teilst du, was ich fühle?	Erträgst du/magst du, was ich fühle?
Beziehung	Bin ich gehalten?	Bin ich verbunden?	Bin ich gut wie ich bin auch in der größeren Welt?
Handlung/ Autonomie	Meine Äußerungen machen Freude.	Mein Handeln macht Sinn.	Meine Entscheidungen sind autonom (freiwillig).

Sicherheit: Ein besonderes Bedürfnis in der Autonomieentwicklung

An dieser Übersicht ist ablesbar, dass die ersten beiden Felder der Beziehungsebene sich etwas verändert darstellen. Menschen mit erhöhter sensorischer Beeindruckbarkeit erscheinen verletzlicher in ihrer Begegnung mit der Außenwelt und daher mehr angewiesen auf Halt und Verbundenheit mit ihren Bezugspersonen. Nicht „Bin ich wichtig?" und „Habe ich eine Wirkung in der Welt?" werden zu Grundmotiven des sozialen Lebens, sondern eher: „Bin ich gehalten?" und „Bin ich verbunden?" Existieren diese Rahmenbedingungen, wird sich wie bei anderen Autonomie und Selbstverantwortung entwickeln.

Eltern sehen meist genau die oft stark erhöhte sensorische Empfindlichkeit ihres Kindes, seine Angst und sein Erschrecken vor bestimmten Eindrücken, seine überbordende Freude bei anderen Eindrücken, sein Bedürfnis nach Kontakt zur Welt, der aber nicht zu überwältigend sein darf, damit man sich über sie austauschen und in ihr handeln kann, und sie sehen sein Bedürfnis nach Schutz, Rückzug und Ruhe. Sie antworten auf diese Bedürfnisse zumeist adäquat und einfühlsam. Sie kennen und erkennen ihr Kind. Auch das Antwortverhalten des Kindes wird gesehen und verstanden, auch wenn es nicht auf üblichem Wege erfolgt.

Ich vermute, dass die meisten Eltern kompetent genug sind, um dem Bedürfnis nach Halt und Verbundenheit zu entsprechen. Ich vermute dies, weil keine der vielen Mütter und auch Väter betroffener Kinder, die ich kennenlernen durfte, einen hilflosen Eindruck in der Kommunikation mit ihren Kindern machten. Es fand immer mühelos ein gegenseitiger emotionaler, oft sehr zärtlich geprägter Austausch statt, auch z.B. bei fehlendem Blickkontakt. Einen „entgleisten Dialog“ (Feuser, 1991, S. 155) aufgrund mangelnder Rückkopplung durch die Kinder konnte ich nicht ein Mal beobachten.

Das heißt nicht, dass es, wie bei allen anderen Kindern auch, bereits in den frühesten Entwicklungsphasen solche Entgleisungen geben kann. Sie scheinen aber nicht typisch zu sein.

Die Probleme in der reziproken Anerkennung fangen aber typischer Weise dort an, wo die Welt größer wird. Ein Kind zu haben, das anders ist, konfrontiert Eltern immer mit unserem gesellschaftlichen Umgang mit Verschiedenheit. Die „größere Welt“ sieht in der Verschiedenheit zumeist nicht den Ausdruck besonderer Kompetenzen, sondern den Ausdruck von etwas Fehlerhaftem. Wer die Erwartungshaltung der Mehrheiten in Beziehung und Kommunikation nicht erfüllt, hat demnach Entwicklungsdefizite. Mit der Erkenntnis, ein Kind zu haben, das anders ist als andere, wenden sich die Eltern an Ärzte oder soziale Institutionen. Spätestens nach einer Diagnose sind sie von da an aus einem üblichen Familienleben herauskatapultiert. Das Kind wird untersucht, getestet, begutachtet, kategorisiert, eingeordnet. Es werden Ziele vereinbart, Therapien begonnen, Erfolge und Rückschläge diskutiert. Unweigerlich kommt es zu der Botschaft: Euer Kind ist nicht gut, wie es ist. Aber macht euch und dem Kind keine Vorwürfe, wir können es erklären. Niemand kann etwas dafür, ihr nicht, wir nicht, euer Kind auch nicht.

Scheinbar Sicherheit versprechend, müssen die Defizite nun möglichst genau festgeschrieben und theoretisch erklärt werden. Konfrontiert mit den unzähligen spekulativen, teils grausigen Theorien über Autismus erscheint die Zukunft jedoch für die betroffenen Familien nun als Risiko. Eltern gehen mit dieser Botschaft zumeist in ähnlicher Weise um. Sie nehmen sie an, um damit ein Minimum an Toleranz und Hilfestellung zu erwirken, weil eine alternative Botschaft nicht in Sicht ist.

Was bedeutet aber die um das alles herum in der Luft liegende Botschaft „Du bist da und da und da nicht ok in einer größeren Welt!“ für ein Kind auf seinem Weg zu Autonomie und Selbstverantwortung?

Wenn die Zukunft als Risiko erscheint, erzeugt dies extreme Unsicherheit und Sorgen, die auch – ob man will oder nicht – von den Eltern dem Kind kommuniziert werden. So wird die Entwicklung von Kompetenzen und Mustern von selbstfürsorglicher und selbstverantwortlicher Beziehungsgestaltung, die Entwicklung von freiwilligem Geben und Nehmen durch solche Botschaften belastet. Selbstüberforderung und massiver Stress bei den betroffenen Menschen sind die häufigsten psychischen Folgen. Das wundert nicht.

Die graue Markierung in der Tabelle zeigt einen dringenden Handlungsbedarf an.

Was muss also passieren, damit das Bedürfnis nach reziproker Anerkennung, nach Sicherheit gebender Bestätigung „Du bist gut, wie du bist – auch in der größer werdenden Welt und eigentlich überall“ auch gegenüber den Kindern erfüllt wird, die aufgrund ihres intensiven sensorischen Weltbezugs oftmals die Erwartungshaltungen anderer in Kommunikation und Beziehung nicht erfüllen?

Wir alle brauchen Menschen, die mit und von uns lernen, so wie wir mit und von ihnen lernen. Damit dies in der größeren Welt gelingen kann, braucht die größere Welt **alternative Modelle** für den Umgang mit Verschiedenheit, die nicht Pathologisierung bedeuten. Nur dann wird es Familien möglich, ihr besonderes Kind bei seinem Weg in die soziale Autonomie ohne beständige Verunsicherung zu begleiten.

Wir sind nicht Eure Feinde. Wenn Ihr Eltern seid und wollt, dass Euer Kind ein besseres Leben hat, dann sind wir nicht Eure Feinde.

- Wir wollen, dass jede einzelne autistische Person ein gutes und glückliches Leben hat.
- Wir wollen, dass autistische Menschen die Möglichkeit haben, alles zu lernen, was sie lernen wollen.
- Wir wollen, dass autistische Menschen in einer Welt leben, in der sie so akzeptiert werden, wie sie sind.
- Wir wollen, dass autistische Menschen einen Beruf, Arbeitsplatz, einen Freundeskreis und Familie haben können, wenn sie das wollen.
- Wir wollen, dass autistische Menschen Unterstützung bekommen, wenn sie welche brauchen und wollen.
- Wir wollen, dass autistische Menschen barrierefreien Zugang zum Gesundheitssystem haben.

- Wir wollen, dass autistische Menschen frei von Diskriminierung oder Belästigung leben können.
- Wir wollen, dass jede autistische Person ihr Leben selbst gestalten und eigene Entscheidungen treffen kann.
- Wir wollen das bestmögliche Leben für jede einzelne Person im Autismus-Spektrum.

Aber eins wollen wir nicht: Wir wollen kein nicht-autistisches Leben für autistische Menschen. (Müller, *Wir sind nicht eure Feinde*)

Die bestehenden Theorien sind aber derzeit die einzige Option, die Eltern, Lehrern, Therapeuten und allen anderen jenseitig ihrer Intuition zur Verfügung steht, um Ansätze für den Umgang mit Verschiedenheit zu finden. Es wäre unrealistisch zu glauben, dass diese Modelle demnächst wieder von der Tagesordnung gestrichen werden, obwohl es immer mehr kritische Stimmen gibt.

Es ist daher mein Anliegen, diese Modelle aufzugreifen und die ihnen innewohnende stark ausgrenzende, pathologisierende Tendenz offenzulegen und umzudeuten. So umzudeuten, dass die „Theorie der Entwicklungsdefizite" zu einer „Theorie besonderer Lernchancen" werden kann, die in Teil II dieser Arbeit dann ausführlich besprochen werden soll.

Im folgenden Kapitel möchte ich zunächst die wesentlichen derzeit bestehenden Diagnosekriterien und Erklärungstheorien in ihrer Wirkung auf Entwicklungsprozesse untersuchen sowie Umdeutungen vorschlagen, wo es dringend notwendig erscheint.

7. Eine Umdeutung bestehender Beschreibungs- und Erklärungsmodelle

7.1. Die Diagnosekriterien

Wenn wir uns neu zu jemandem in Beziehung setzen, wenn wir jemanden aktiv als Adressat unserer Äußerungen benennen, werden wir uns normalerweise zunächst einmal vorstellen. Der andere soll damit etwas über uns wissen, auf das er sich wiederum beziehen kann, sodass ein Gespräch zustande kommen kann.

Das ist in jeder neuen Begegnung enorm wichtig. Wenn ich nichts über mich preisgebe, über meine Herkunft und meinen Lebenshintergrund, fehlt dem Gespräch eine Position, die es möglich macht, im Gespräch die eigene Identität mit der des Anderen zu vergleichen, Urteile zu fällen und zu revidieren, Neues zu identifizieren und zu lernen. Es fehlt die Möglichkeit, sich zurück zu beziehen. So steht in neuen Begegnungen zumeist der Austausch von persönlichen Eckdaten im Vordergrund. Auch wenn wir mit diesen Eckdaten kein glorreiches Bild von uns vorzeichnen können, werden wir an dieser Stelle in der Regel kaum lügen wollen. Eine Beziehung, die unter falschen Voraussetzungen entsteht, wollen wir nicht.

Es geht hier nicht um Austausch von Geheimnissen und Intimitäten, sondern um die Möglichkeit, in wenigen Worten sagen zu können, wer ich bin und woher ich komme. Wenn ich augenscheinliche Besonderheiten aufweise, brauche ich die Chance auch dafür kurze Vorstellungsworte zu finden und auf Nachfragen dazu echt und passend zu antworten, ohne mich bloßzulegen.

Wenn ich diese Chance zur Vorstellung nicht habe, werde ich in Beziehungen schnell zum Objekt der Phantasien und Urteile anderer, die eben vergleichen und urteilen wollen, um ihre Position zu finden.

Beispiel: Wenn ich vollkommen unpassend gekleidet an einer Veranstaltung teilnehme, auf der ich noch keinen kenne, werden ein paar Worte ausreichen, um diesen Fauxpas in den Augen der anderen zu einem verzeihlichen Akt zu machen. Wenn ich diese Worte nicht habe, wird die Veranstaltung vielleicht zum Anschauungsunterricht für Ausgrenzung, Peinlichkeit und Isolation.

Es ist eine besondere Aufgabe, sich allein in Gruppen vorzustellen, deren Mitglieder sich untereinander schon lange kennen. Eingerichtet in bestehender Vertrautheit und gegenseitiger Bestätigung des Altbekannten ist die Bereitschaft für neue Begegnungen und für das Betreten von Neuland oft nicht groß, die „Störung“ durch die bzw. den Neuen wird oft nicht gewollt und sie bzw. er als „unpassend“ ausgegrenzt.

Sehr oft hilft es, wenn die bzw. der „Neue“ von einem Freund als würdig für die Runde vorgestellt wird. *„Schaut mal, das ist Anne, die kenne ich aus dem* […]*-kurs und wir haben zusammen* […] *gemacht. Anne möchte Euch gerne kennenlernen, weil* […]*.“*

Man kann davon ausgehen, dass hinter den gegenwärtig intensiv zu verzeichnenden Aufklärungsbemühungen über Autismus und das Asperger-Syndrom auch die positive Absicht steht, betroffene Menschen über ihre Diagnose **vorzustellen** und ihnen damit einen Weg zu der größeren Welt mit all ihren Institutionen und Gruppen zu ebnen.

Tatsächlich werden nicht nur in medizinisch orientierten, sondern in nahezu allen pädagogisch intendierten Büchern über Autismus und Asperger-Syndrom (zumeist am Anfang) die Diagnosekriterien mit der Absicht heruntergebetet, Vorurteile und Ausgrenzungstendenzen zu verhindern. Tatsächlich werden Schulklassen auf das Erscheinen eines Kindes mit Asperger-Syndrom vorbereitet, indem man über dieses Phänomen kindgerecht im Sinne der Diagnosekriterien aufzuklären bemüht ist, um Mobbing zu vermeiden.

„Wenn es für dieses Verhalten keine Diagnose oder Erklärung gibt, werden andere moralische Urteile fällen, die auf das Selbstwertgefühl eine negative Wirkung haben und die zu unangemessenen Einstellungen führen werden.“ (Attwood, 2012, S. 29) Solche moralischen Urteile bestünden zum Beispiel darin, zu glauben, das Kind verhielte sich absichtlich böse oder es sei von einer Geisteskrankheit befallen oder die Eltern seien durch falsche Erziehung schuldig an der Andersartigkeit ihres Kindes (ebd., S. 29f.).

Eine solch urtümlich anmutende Urteilsfällung, nach der das Böse und Schuldige uns belastet und in allen möglichen Schicksalen zum Ausdruck kommt, konnte ich in keinem einzigen realen Fall als unterschwelliges Problem entdecken. Es mag aber vereinzelt noch eine Rolle spielen, wenn man bedenkt, wie lange solche Haltungen in der christlich geprägten europäischen Kultur vorherrschten.

Gleichwohl stimme ich Attwood zu, wenn er mit „moralischem Urteil“ auch die negative Konnotation des Neuen und Fremden meint, die unsere Gesellschaft prägt und oft zu Mobbing und Ausgrenzung führt.

Nun will man also ein moralisches Urteil ersetzen durch eine Diagnose. Man will den Menschen mit seiner Diagnose vorstellen, um moralisches Vorurteil zu verhindern. Das Drama daran ist jedoch, dass die Diagnose selbst aus nichts anderem besteht als aus Vorurteilen, die gebildet wurden, indem man das Beobachtbare unter der eigenen interpretativen

Sicht beschrieb. Eigentlich wurde hier nur eine Modernisierung des spontan unkontrollierbar moralischen, hin zu einem allgemeinen beschriebenen Vorurteil betrieben: „Nun haben die Eltern Anderen gegenüber eine akzeptierte Erklärung für das ungewöhnliche Verhalten des Kindes.“ (Attwood, 2012, S. 37)

Stellen wir uns vor, der Freund einer total unpassend gekleideten Dame würde sie vorstellen mit den Worten: „Das ist Anne, sie ist unpassend gekleidet. Nicht weil sie Euch brüskieren will, sie hat einfach keinen Geschmack.“

Ist unsere soziale Umwelt also so aufgebaut, dass sie die schnelle bequeme Zuschreibung braucht, um nicht zum Angriff aufzulaufen gegen diejenigen, die sie nicht in ihrer Art bestätigt? Wenn das so ist, ist die Diagnose in jedem Fall besser als keine Diagnose! Dann sollte man als Betroffener das kleinere Übel wählen und sich lieber von Vorherein im Wettlauf um Bestätigung disqualifizieren lassen. Man wird nicht mehr angegriffen und aktiv ausgeschlossen, man wird toleriert, aber links liegen gelassen. Dann lassen wir die Diagnose tatsächlich besser in der Welt ihre zwar verfälschende, aber schützende Wirkung entfalten.

Warum spreche ich von „verfälschender Wirkung“ und „Modernisierung des Vorurteils“ in der Diagnose? Schaut man sich die Diagnosekriterien an, (z.B. bei Attwood, 2012, S. 47) so stellt man fest, dass sie zwar an vielen Stellen durch die Verwendung wenig eindeutiger Begriffe, wie z.B. „eigenartig, merklich, offensichtlich, seltsam“, manchmal unwissenschaftlich wirken und dem Diagnostiker Schwierigkeiten bereiten werden, insgesamt aber bis auf wenige Ausnahme zutreffende Beschreibungen von Verhaltensweisen liefern, die bei betroffenen Menschen beobachtet werden. Zudem wird betont, dass nach Art eines Puzzlespiels nur eine bestimmte Anzahl an beschriebenen Kriterien ausreicht, um das Bild eines Asperger-Syndroms zu erkennen. Gravierende Unterschiede werden also zugestanden.

Was ist also das verfälschende Vorurteil in diesen doch zutreffenden Beschreibungen? Es ist ihre unkritische Unterordnung zu dem Begriff Störung/Pathologie.

„Mangelndes Verständnis für soziale Signale“, „repetitives Befolgen einer Aktivität“, „beeinträchtigtes Verständnis von wörtlichen/implizierten Bedeutungen“ oder „Fehlende Abstimmung nonverbaler Kommunikation […]“ (aus Gillberg-Diagnosekriterien bei Attwood, 2012, S. 47) sind allesamt menschliche Antworten auf ein nicht geteiltes Wirklichkeitserleben. Sie sind genauso spürbar im Antwortverhalten des Gutachters auf das „autistische Kind“ wie umgekehrt das „autistische Kind“ auf den Gutachter reagiert. Diese Kriterien sind daher höchstens sichtbare Kennzeichen von Autismen, wie sie in Kapitel 5 vorgestellt wurden.

Bei vorliegender unterschiedlicher Wirklichkeitskonstruktion zeigen sich eben bei beiden beteiligten Partnern „Schwächen in der Bereichen der sozialen Interaktion und Kommunikation, Einschränkungen der Fähigkeit, nonverbale und parasprachliche Signale intuitiv zu erkennen und selbst auszusenden“ (Attwood, 2012). Autismen auf der Verhaltensebene sind daher sinntragende, vollkommen nachvollziehbare Muster, die bei allen Menschen gleich sind.

Jetzt könnte man behaupten, nur das Verhalten der einen Gruppe sei als pathologisch zu bewerten, weil eben ihr Wirklichkeitserleben falsch, fehlerhaft, unvollständig sei, während das der Anderen richtig, wahr und vollständig ist. Aber wie kann man eine solche Behauptung in diesem Sinne begründen? Menschliches Verhalten ist nicht gut, weil es oft vorkommt, also normal ist. Menschliches Verhalten ist auch nicht schlecht, nur weil es selten ist. Nur die seltene Variation liefert Beispiele, wie es sich vielleicht auch und besser leben ließe.

> Soll etwa autistisches Denken immer unrichtig sein oder kann man sagen, jeder hat seine Wirklichkeit, der Autist eine andere durch seine anderen Erfahrungen. Soll sie nur falsch sein? Gibt es nur eine richtige Wirklichkeit und wer findet sie? Oder gibt es verschiedene Welten und Wirklichkeiten und jeder erkennt sie auf seine Weise? (Lutz, 2001)

Ein anderes Argument für die Bewertung eines Wirklichkeitserlebens als „Störung“ könnte sein, dass der Betroffene darunter leidet, seelischen Schmerz empfindet, Angst oder wahnhafte Bedrohung verspürt. Nun zeigen aber die Äußerungen der betroffenen Menschen, dass ihr Wirklichkeitserleben zumeist ausgesprochen positiv ist. Natürlich können sensorische Besonderheiten auch in bestimmten Fällen primäres Leid und Schmerz verursachen. Dafür gibt es aber bereits differenzierte andere Diagnosen. Eine besondere Wahrnehmung ist nicht per se pathologisch.

> Ein Leben ohne Autismus – ist das wünschenswert? Diese Frage kann ich mit einem eindeutigen „Nein“ beantworten. Für mich ist mein Autismus keine Krankheit, die es zu heilen gilt. Mein Autismus ist für mich eine besondere Weise zu leben, zu denken, zu fühlen und zu handeln. (Schuster, 2007, S. 327)

> Für mich ist meine Welt mit dem Prisma des Regenbogens vergleichbar. Oder mit den hellen, farbigen Fragmenten eines Buntglasfensters. Es ist ein Zuhause, eine Art, das Leben wahrzunehmen. (O’Neill, 2001, S. 22)

Oder vielleicht ist es die schädliche Wirkung dieses Erlebens für andere? Fügen betroffene Menschen anderen Leid zu? Nun gibt es jedoch kaum eine Gruppe Menschen, die weniger selbstsüchtig manipulierend handelt als diese. (Die Voraussetzungen für Manipulation sind ein ähnliches

Wirklichkeitserleben und der Wunsch andere so zu beeinflussen, dass sie ihm Bestätigung geben.)

Bleibt als Argument für „Pathologie“ nur das sekundäre Leid, das allerdings oft beträchtlich ist.

> [...] kannst du dir vorstellen, wie es ist in einem sozialen system zu leben, das dich auf immer für verrückt erklärt es ist inkarnation solcher auswüchse elementarer bösigkeit dass es keine beschreibung gibt. (Sellin, 1993, S. 54)

> Der Autismus an sich ist keine Hölle. Die Hölle entsteht erst durch die Gesellschaft, die sich weigert, Menschen zu akzeptieren, die anders sind, als die Norm oder diese Menschen zur Anpassung zwingen will. (O‘ Neill, 2001, S. 71)

Dieses Leid besteht also darin, dass man zwar vorgestellt wird, aber nicht würdig vorgestellt wird. Würdig des näheren Kennenlernens ist man nach den Diagnosekriterien nicht, weil man demnach eben nicht in der Lage zum dafür erforderlichen gleichberechtigten Geben und Nehmen sei. Das persönliche Leid liegt in der Behinderung würdevoller sozialer Teilhabemöglichkeiten durch Zuschreibung eines Mangels an dafür notwendig erachteten Fähigkeiten. Bei keiner anderen Diagnose in der Welt gibt es diese perfide Behinderung autonomer Entwicklung. Bisher wird der „autistische Mensch“ nicht würdig, sondern „veränderungswürdig“ vorgestellt. Seine potentiellen Partner wenden sich bereits nach dieser Vorstellung innerlich ab.

Daher ist dringend eine neue Art der „Vorstellung“ nötig. Diese muss nicht nur passend sein, sondern sie darf Beziehung nicht mehr behindern. Carol Gray und Tony Attwood stellen das Asperger-Syndrom nicht als Störung, sondern als Normvariante der Wahrnehmung und des Denkens vor. Als Alternative zur Vorstellung über die Diagnosekriterien schlagen sie neue Begriffe vor: „Neurotypische“ (Normalos, im Folgenden als NTs bezeichnet) und „Aspies“, eine Bezeichnung, die vor allem die Fähigkeiten und Stärken von betroffenen Menschen akzentuieren soll. Die Autoren stellen in kreativer Weise neue Diagnosekriterien für das Asperger-Syndrom auf, die diese besonderen Stärken beschreiben. Aspies seien in einem sozialen Umfeld von NTs strukturell benachteiligt, aber nicht persönlich „gestört“ (Gray/Attwood, 1999).

Dieser beeindruckende Ansatz von Carol Gray und Tony Attwood war letztlich ein Anstoß für mich, dieses Buch zu schreiben. Warum Attwood diesem neuen Ansatz in seinen Ratgeberbüchern für Eltern und Lehrer kaum Raum lässt, ist für mich bis heute unerklärlich (vgl. Attwood, 1998).

Mir scheint es die zentrale Aufgabe der Gegenwart anzuerkennen, dass sich unterschiedliche Wirklichkeitsauffassungen nicht nur in den Kulturen verschiedener geographischer Lebensräume wiederspiegeln, sondern dass auch innerhalb jedweder Kultur verschiedene Subkulturen möglich sind, die ihre volle Berechtigung haben.

Verstünden wir das Leben in einer besonders sensorisch geprägten Welt als eine solche Subkultur und könnten sich Menschen als Angehörige dieser Kultur würdevoll vorstellen, hätte das Sich-Kennenlernen einen positiven Sinn: Es wäre für Betroffene möglich, ihre Schwierigkeiten in der Verständigung zu beschreiben, ohne sich damit demütigend selbst zu disqualifizieren. Es wäre möglich, Hilfe und Unterstützung zu erbitten, weil man auch etwas zu geben hat. In der Literatur über dieses Thema würden sich die Widersprüche auflösen, die sonst bei jedem Lesen schmerzen: Wird die Sicht der Betroffenen (die oft nicht auf übliche Weise sprechen) aufgeblättert, um eben die Diagnosekriterien zu stützen, zeigen sich in ihren schriftlichen Beiträgen und Zitaten zum Thema „Verständigungsschwierigkeiten" eine Kommunikationskompetenz und Ausdrucksfähigkeit, die ihresgleichen sucht.

Der Begriff Autismus bedarf einer Erneuerung. Er kann nicht weiter als Beschreibung für Menschen gebraucht werden.

Wie weiter oben vorgeschlagen, sollte man mit dem Begriff „Autismen" eine Beschreibung für allgemein menschliches Verhalten in zwischenmenschlichen Situationen meinen, in denen die Verständigung aufgrund unterschiedlicher Wirklichkeitswahrnehmung gerade nicht so verläuft, wie erwartet. Für die Menschen mit erhöhter sensorischer Sensibilität sollte man einen anderen Namen finden. „Aspies" ist eine bereits vorgeschlagene Möglichkeit und sollte erweiterte Geltung erfahren.

Man benötigt am Ende gar keine Ausstattung des Aspie-Begriffes mit besonderen Stärken. Die besonderen Stärken werden sich zeigen, wenn man diesen Menschen kennenlernt. Zunächst einmal kann es jedoch sinnvoll sein, auf diese Stärken hinzuweisen, weil Umdenken längere Zeit braucht. Wenn Lehrer, Schulklassen, Vereine oder sonstige Gruppen eine Einführung zum Thema Autismus erhalten, ist eine Überarbeitung der Skripte in diesem Sinne absolut notwendig. Sonst bereitet man für die Betroffenen die „Hölle" schon vor, anstatt wie gewollt einen Weg zu den Anderen zu bahnen.

Insgesamt wird durch eine solche Änderung der Begrifflichkeiten möglich, dass sich Betroffene würdig vorstellen oder würdig vorgestellt werden. Sie dürfen im nachfolgenden sozialen Kennenlernprozess autonom bleiben. Sie werden dadurch ein gleichberechtigtes Gegenüber, von dem man Neues lernen kann.

Der Freund der unpassend gekleideten Dame könnte auch sagen: „Das ist Anne, meine oft sehr erstaunlich gekleidete beste Freundin."

7.2. Theory of Mind

Eine immer noch aufrechterhaltene Erklärung für die Verhaltensweisen „autistischer Menschen“ ist die Annahme, dass diese Menschen keine (oder nicht hinreichend differenzierte) „Theory of Mind“ entwickeln.

Der psychologische Begriff „Theory of Mind“, kurz ToM, beschreibt die Fähigkeit, Gedanken, Überzeugungen, Wünsche und Absichten anderer Menschen zu erkennen und zu verstehen, um deren Verhalten einschätzen und um vorhersagen zu können, was sie als Nächstes tun werden. Manchmal wird dafür auch der Begriff „Empathie“ verwandt.

Diese Fähigkeit bildet sich in den frühen sozialen Lernprozessen heraus. In der gegenseitigen Anpassung unserer Gesten, Blicke, unseres gesamten Kommunikationsverhaltens bilden wir mit unseren Bezugspersonen eine gemeinsame Wirklichkeit, eine geteilte Perspektive. In dieser Wirklichkeit verstehen wir uns, haben Erwartungen (Vorhersagen), „Schemas of being with“, die wir nach und nach von der unmittelbaren Gegenwart lösen und auf neue Situationen projizieren können. Aus unzähligen Beispielen des Miteinanders werden Regeln (Spuren im Gehirn) extrahiert, wie *man* sich aus dieser Perspektive heraus gegenüber dieser Situation verhalten kann. Solche vorgetretenen Spuren werden dann überall im sozialen Alltag sichtbar wie Wege im Tiefschnee. Wir erwarten, dass unser Gegenüber diese Wege auch nutzen wird.

Diese Lernprozesse kommen in Gang aufgrund unseres Bedürfnisses nach Anerkennung, Struktur und Sicherheit. Sie wurden in den vorangegangenen Kapiteln ausführlich als Prozess der sozialen Autonomieentwicklung beschrieben.

Die Ausbildung einer „Theory of Mind“ ist eine vollkommen kulturabhängige Errungenschaft. Zunächst ist sie abhängig von der frühen Beziehungskultur, in der wir eine gemeinsame Wahrnehmungs- und Interaktionskultur bilden: Ähnliche Wahrnehmungsprioritäten für das, was uns wichtig, spannend, bedeutsam erscheint hinsichtlich unseres Bedürfnisses nach gegenseitiger Anerkennung und ähnliche Methoden unseres Antwortverhaltens, also ähnliche Methoden der gegenseitigen Bestätigung. Dieser früh erworbenen Wahrnehmungs- und Antwortkultur ist im günstigen Fall auch die Kultur unserer weiteren sozialen Umgebung innewohnend. Denn: Wie gut wir später in einer neuen Situation einen anderen Menschen in seinen Absichten verstehen können, hängt ab vom Grad der Gemeinsamkeiten der auf diese neue Gegenwart projizierten Erfahrungen, also von einer gemeinsamen Wahrnehmungs- und Interaktionskultur.

ToM-Fähigkeiten entfalten sich intuitiv und spontan dort, wo eine solche gemeinsame Wahrnehmungskultur existiert oder durch vorhergehende Kommunikation entstanden ist. Nur in einer Wirklichkeit, die für beide aufgrund ähnlicher Wahrnehmungsprioritäten ähnlich aussieht und sich ähnlich anfühlt, kann ich intuitiv vorhersagen, was der andere wohl gerade denkt, will und vermutlich tun wird. Im ungünstigen Fall unterscheidet sich die im Kleinen entwickelte Wahrnehmungs- und Interaktionskultur stark von der in meiner weiteren sozialen Umgebung. Aber gibt es diese gemeinsame Kultur nicht und wird auch nicht im Kontakt hergestellt, so ist das Verhalten meines Gegenübers überraschend, verwirrend und unter Umständen bedrohlich.

Unsere großen Probleme, ToM-Fähigkeiten anzuwenden, wenn wir Menschen aus anderen Kulturkreisen begegnen, zeigt ihre kulturbegrenzte intuitive Anwendbarkeit deutlich auf. Häufig sprechen wir in solchen Begegnungen von der Notwendigkeit der Toleranz und Akzeptanz. Dies weist deutlich darauf hin, dass wir eben zumeist nicht mehr verstehen und vorhersagen können, wie und warum sich Menschen verhalten, die eine andere kulturelle Sozialisation erfahren haben. Um Diskriminierung und Gewalt zu verhindern (eine typische Abwehrreaktion bei nicht anwendbaren ToM-Fähigkeiten, s.u.), wollen wir das Fremde „tolerieren", eben weil wir es nicht verstehen.

An dieser Stelle möchte ich auf die Unterscheidung von ToM-Fähigkeiten zur Empathie hinweisen: Diese Begriffe werden häufig synonym verwendet und bleiben daher sehr unscharf. Man kann ToM-Fähigkeiten mit dem Begriff „kognitive Empathie" übersetzen, das Einfühlen, Vorhersagen und Einstimmen auf die Absichten meines Gegenübers. Dies kann ich aber auch, wenn mich die Gefühle meines Gegenübers völlig kalt lassen und ich daran interessiert bin, den anderen hinsichtlich meiner Interessen zu manipulieren und auszubeuten.

„Affektive Empathie" ist die Fähigkeit, die emotionale Gestimmtheit eines anderen Menschen zu erfassen, sie nach- und mitzufühlen. Gefühle zu erkennen anhand von Körperhaltung, Geruch, Gesichtsausdruck wie auch Blick, und diese mitzuempfinden ist eben auch möglich, wenn ich den Grund und den Zusammenhang nicht verstehe, auch, wenn ich die Gedanken und die Wahrnehmungsperspektive des Anderen nicht teile. Das menschliche Ausdrucksverhalten ist interkulturell ähnlich und daher bei allen anderen wiedererkennbar. Wie gut ich Gefühle erkenne, hängt weniger von ähnlichen kulturellen Hintergründen ab als von meiner Bereitschaft zur Zuwendung, wie auch von der Sensibilität meiner Sinne.

Affektiv empathisches Verhalten, also das Deuten und Mitempfinden von Affektausdrücken steht jedoch in einem Zusammenhang mit der Anwendbarkeit meiner ToM-Fähigkeiten. Affektive Empathie macht hilflos und verletzlich, wenn ich den Kontext der Affekte nicht verstehe, wenn Gefühle nicht aus einer gemeinsamen Perspektive heraus auf ihren Hintergrund zurückführbar sind. Dann treffen mich Affekte unvorbereitet und ohne innere Antwortmöglichkeit. Dies mag der Grund dafür sein, warum der Kontakt mit Menschen aus fremden Kulturen oft ängstlich gemieden oder abgewehrt wird.

Ein großer Teil von Autismen im zwischenmenschlichen Kontakt ist Ausdruck einer unterschiedlichen, nicht spontan kompatiblen Wahrnehmungskultur, die die Entfaltung der ToM-Fähigkeiten, also der kognitiven Empathie, erschweren. Das können wir jeden Tag an uns selbst beobachten.

ToM-Fähigkeiten werden jedoch in der Literatur als objektiv und quantitativ messbare individuelle Fähigkeiten beschrieben (Baron-Cohen u.a., 1985). Es ist jedoch nicht möglich, von einem persönlichen ToM-Defizit zu sprechen, denn dieses Fehlen und dieses Defizit wären sofort verschwunden, sobald wir Menschen träfen, die unserer „Wahrnehmungskultur“ angehörten. Es ist nicht vorstellbar, dass ein Mensch keine ToM-Fähigkeiten hat. Dann hätte er keine Beziehungen, keinen Austausch und/oder keine Wahrnehmung, kein Gedächtnis. Dann würde er nicht leben.

Es gibt viele Untersuchungen, die ein spezifisches ToM-Defizit als Ursache für Autismus belegen wollen. Es ist nicht verwunderlich, dass diese Untersuchungen zu stark widersprüchlichen Ergebnissen kommen: Die Untersucher selbst erklären die stark abweichenden Ergebnisse mit unterschiedlichen Untersuchungsbedingungen und zeigen damit selbst die hohe Abhängigkeit der Mentalisierungskompetenz von der Beziehungssituation (vgl. Kißgen/Schleiffer, 2002).

Andere Untersuchungen bei Gehörlosen ergaben, dass diejenigen bessere und zum Teil sogar überdurchschnittlich ToM–Fähigkeiten „entwickeln“, die gemeinsam mit Hörenden aufwuchsen und über vielfältige sprachliche Austauschmöglichkeiten mit ihnen verfügen konnten. Schlechtere ToM-Fähigkeiten entwickelte die gehörlose Gruppe, die nur wenig Kontakt zu Hörenden hatte und/oder über weniger sprachlichen Austausch mit diesen verfügen konnte.

Was kommt in diesem so ungemein logischen Ergebnis zum Ausdruck?

Von „besser“ oder „schlechter“ entwickelten Fähigkeiten zu sprechen ist auch hier falsch und irreführend. Die persönliche Fähigkeit, anderen Menschen Gedanken und Absichten zuzuschreiben, ist sicher bei beiden Gruppen gleich gut.

Was Hörende in Bezug auf eine Situation für Absichten entwickeln, können sich natürlich diejenigen besser vorstellen, die in Beziehungen so hinreichend informiert wurden (besonders offenbar über Sprache), dass sie etwas über die hörende Mehrheit „wissen“. Besser oder schlechter ist also nur das Wissen, die erworbene Kenntnis über die andere Wahrnehmungskultur.

Außerdem zeigen diese Untersuchungen, dass eben dieses „Wissen“ umeinander, also das kognitive Erfassen von Verhalten und dessen Zusammenhängen, tatsächlich sehr bewusst erworben werden kann. Es ist nicht nur Produkt intuitiver Lernprozesse, sondern auch Produkt willentlicher Anstrengung. Fremde Perspektiven und Kulturen kann ich verstehen und nachvollziehen lernen, wenn ich Berührungspunkte, Übersetzungshilfen, Vergleiche angeboten bekomme oder selbst finde.

ToM-Fähigkeiten entfalten sich in einer größeren zwischenmenschlichen Kultur in dem Maße, in dem wir uns in ihr auskennen, implizit oder explizit: Ich kann an euch das erkennen, was ich selbst schon in mir trage.

Menschen mit sensorischen Besonderheiten entwickeln in ihren frühen Beziehungen eine Wahrnehmungs- und Interaktionskultur, die nicht ohne weiteres mit derjenigen der größeren sozialen Umgebung übereinstimmt. Die vertrauten Beziehungen erscheinen wie eine Insel im Meer von Fremdheit.

Wenn sie dazu in der Lage sind, beschreiben diese Menschen die Nicht-Anwendbarkeit ihrer erworbenen ToM-Fähigkeiten außerhalb ihrer Insel: ihre Probleme, Motive anderer spontan zu erkennen und Verhalten vorherzusagen. Sie beschreiben ihre Verwirrung, Hilflosigkeit und Orientierungsprobleme, die daraus entstehen. Sie beschreiben ihre durch die sensorische Intensität oft einmalige affektive Empathie und die Verletzlichkeit, die gerade dadurch erwächst.

Verstehen wir die ToM als kulturabhängige Errungenschaft, so liegt in der interkulturellen Kommunikation der Schlüssel zum Überwinden von Autismen im zwischenmenschlichen Kontakt. Von Menschen, die als autistisch bezeichnet werden, können wir hierbei viel lernen, was auch für unsere ToM-Kompetenz von großer Bedeutung ist.

Alle Menschen mit besonderer Sensorik sind gewissermaßen Anthropologen. Sie lernen oft mühsam, wie Menschen in ihrem topologischen Kulturkreis sich typischer Weise benehmen. Sie wissen häufig viel mehr über andere Menschen, als diese über sie. Mehr oder weniger erfolgreich passen sie ihr eigenes Benehmen im Laufe ihres Lebens dem der anderen besser an. Sie tun dies für wenige Momente der emotionalen Kontingenz, die eben nur im Zusammensein entstehen können.

Dass Menschen trotz stark veränderter Wahrnehmungsprioritäten im Laufe ihres Lebens Konzepte der typischen Interaktions- und Wahrnehmungsmuster ihrer sozialen Umwelt erwerben, liegt an einer riesigen Lernbereitschaft und Lernanstrengung, die trotz hoher Verletzlichkeit geleistet wird. Viele dieser Menschen haben sich bemüht, ihre Perspektive zu verbalisieren, offenzulegen, um eine Annäherung der Kulturen zu ermöglichen. Dafür ist ein hoher Grad an Selbstintrospektion erforderlich. Im Rahmen ihrer erhöhten emotionalen Verletzlichkeit schaffen sie Rituale mit Anderen als immer wiederkehrerde Basis der Verständigung, sowie Strategien, um Hilf- und Orientierungslosigkeit in Kontakten auszuhalten.

All dies ist umgekehrt nicht der Fall. Die Mehrheit legt weder ihre typischen Handlungsmotive und ihre Wahrnehmungsgewohnheiten offen, noch zeigt sie sich bemüht, ihre Kenntnis über die Kultur der Minderheit zu erweitern, noch kann sie Fremdheit gut aushalten. Dies ist verständlich, weil der Bedarf nach Beziehung und Verständigung anderweitig gedeckt werden kann. Es wirkt aber ausgesprochen arrogant und geringschätzig, wenn man Menschen, die man so wenig zu verstehen vermag, Defizite zuschreibt, die sich eigentlich in diesem Zuschreibungsprozess bei der Mehrheit offenbaren.

Menschen aus diesen besonderen Kulturen zeigen uns den Weg auf, wie interkulturelle Kommunikation gelingen kann. Sie gelingt mit Selbstoffenbarung und Lernbereitschaft, dem Willen, Brücken zueinander zu finden, Berührungspunkte zu finden, Übersetzungshilfen und Vergleiche zu schaffen, Abwertung zu vermeiden, Verletzlichkeit auszuhalten. Die begleitenden kognitiven Prozesse sind keinesfalls Kompensationen für ein persönliches ToM-Defizit, sondern ein ganz normaler Lernprozess, der alle angeht, die Verständigungsbrücken bauen wollen. Auch uns!

Es ist allerdings möglich, viel über eine andere Kultur zu lernen und zu wissen, schnell einschätzen zu können, welche Absichten und Motive die Angehörigen der fremden Kultur wohl haben werden und welche Gefühle sie damit verbinden, ihre Handlungen vorherzusagen, sich dem anpassen zu können und dennoch ein Fremder zu bleiben.

Erst wenn ich erfahre, dass das Fremde mich selbst bereichern kann und dass ich selbst eine Bereicherung für die Menschen in der Fremde bin, kann ich mich dort zu Hause fühlen.

Es ist ein riesiger Unterschied, ob mein Haus, das ich mir nach meinen Vorlieben in der fremden Kultur einrichte, die Bilder, die ich dort aufhänge, die alten Lieder, die ich dort singe, die mitgebrachten Bücher, die ich dort lese von der fremden Kultur als interessant und bereichernd wertgeschätzt werden oder ob sie als Mangel an Kultur, als Primitivität betrachtet werden.

Wenn ich weiß, dass mein Hiersein wertvoll ist, werde ich gerne Gäste haben, die Tür zu meinem privaten Reich öffnen und den Gästen zeigen, wie es bei mir aussieht. Wenn ich mein Haus verlasse, werde ich dann freiwillig und neugierig durch die fremde Stadt streifen, ohne Angst, hier falsch zu sein im Aussehen, im Verhalten, in der Herkunft. Dann wird aus dem freiwilligen Kennenlernen wollen eine mögliche Integration des Neuen in meine Kultur. Vielleicht nehme ich ein neues Lied mit, das ich nun zu Hause singe.

Wenn meine mitgebrachte Hauseinrichtung den neuen Mitmenschen jedoch als Ausdruck meiner Primitivität erscheint, werde ich die Türen nicht mehr öffnen, und wenn ich das Haus verlasse, werde ich sie verriegeln. Dann gehe ich durch die fremden Straßen mit der Angst, als falsch entlarvt zu werden, egal wie sehr ich mein Aussehen und mein Verhalten anpasse. Dann wird mein Haus zum Ort der Isolation.

Die Theory of Mind – wenn wir sie als kulturelle Errungenschaft verstehen – wirft auch inhaltlich weiterführende Fragen auf:

Wenn die sozialen Grundbedürfnisse aller Menschen gleich sind, nämlich Anerkennung, Struktur, Sicherheit und alle Menschen diese Bedürfnisse in mitmenschlichen Situationen aktivieren, was macht dann die kulturellen Unterschiede aus?

Wir können uns einer Antwort nähern, wenn wir die zweite Theorie, die im Zusammenhang mit Autismus oft gebraucht wird, näher anschauen:

7.3. **Die Theorie der zentralen Kohärenz** (im Zusammenhang mit der Theorie der Exekutivfunktionen/Handlungsplanung)

Unter dem Begriff der zentralen Kohärenz versteht man eine ganzheitliche kontextgebundene Wahrnehmung, also das, was im alltäglichen Sprachgebrauch als „Situationsüberblick“ benannt wird. Dieses Konzept erscheint mir unter bestimmten Bedingungen geeignet für die Erklärung von Autismen im zwischenmenschlichen Kontakt, da es die Unterschiede im „Blick“ mitsamt der ihm innewohnenden Richtung (dem Motivations-/Bewertungshorizont) zum Thema macht. Hier steht der Inhalt, also das, **was** wir eigentlich sehen, im Mittelpunkt, nicht nur die oben geschilderte Tatsache, **dass** wir unterschiedlich sehen und dadurch Verständnisprobleme auftauchen.

Wenn wir davon absehen können, dass in den bisherigen Untersuchungen zur zentralen Kohärenz bei Menschen zumeist noch die Annahme kommuniziert wird, es gäbe so etwas wie einen persönlichen Mangel im Blick eines Menschen, können wir diese Theorie und auch die Untersuchungsergebnisse gut nutzen, um etwas über die unterschiedlichen Wahrnehmungskulturen zu erfahren.

Die Anerkenntnis, dass sich Menschen nicht in ihrem Menschsein unterscheiden können (also in ihren menschlichen Bedürfnissen), sondern ausschließlich in ihren organischen Funktionen, liegt dieser Theorie zu Grunde und macht sie so wertvoll. Sie entspricht zudem am ehesten den Selbstbeschreibungen von „Aspies“ und erklärt Probleme im zwischenmenschlichen Kontakt.

In früheren Untersuchungen wurde davon ausgegangen, dass Schwächen im Überblick auf Schwächen im Bereich der globalen Wahrnehmungsverarbeitung zurückzuführen sind. Damit ist gemeint: Man dachte, jemand, der offensichtlich den Wald vor lauter Bäumen nicht sieht, weiß auch nicht, dass er im Wald steht und findet so den Weg nicht heraus. Derjenige käme also vor lauter Detailansicht zu keiner zusammenhängenden Wirklichkeitskonstruktion und befände sich daher grundsätzlich in einer anderen Wirklichkeit als Andere. Er könnte sich dann mit diesen nicht mehr in ihr und über sie verständigen. Die Untersuchungsergebnisse konnten aber diese Annahme nicht bestätigen. Es wurde zwar für „autistische“ Menschen eine deutliche Stärke in der Detailverarbeitung bewiesen, aber keine signifikanten Probleme in der globalen Wahrnehmungsverarbeitung. Das heißt, die Versuchspersonen waren in der Lage sowohl die Bäume als auch den Wald zu sehen (vgl. Müller, 2007).

Neuere Untersuchungen von Nussbeck (2006) und Müller (2007) scheinen eher aufzuzeigen, dass den Details **ein spontaner Vorzug** vor dem Gesamtbild gegeben wird. Dass einige Menschen diesen Wahrnehmungsstil spontan bevorzugen, meint, dass sie sich quasi automatisch meistens – aber nicht immer – dafür entscheiden. Dieser Eindruck bestätigt sich, wenn man beobachtet, wie zu manchen Zeitpunkten Handlungsplanung und Ausführung gelingen, und dann wieder nicht. Der Begriff „spontan“ deutet aber auch an, dass diese Entscheidung keine wirklich frei wählbare ist. Es ist die **erste** Aktion des Organismus in jedweder Wahrnehmungssituation. Der vordergründige Zugang zur Welt, der automatisch zur Verfügung steht.

Diese Menschen sind bereits mit besonders sensiblen Sinnen zur Welt gekommen. Ihr Erleben fordert sie in besonderem Maße zu einem solchen detailbezogenen Wahrnehmungsstil auf.

Manchmal ist dies so ausgeprägt, das der Begriff „spontane Bevorzugung“ eher in „unfreiwillige Bevorzugung“ übersetzt werden müsste, obwohl dies begrifflich unlogisch erscheint:

> Meine Augen sehen anders als eure, ich habe viel zu viel Möglichkeiten, Sachen zu sehen, die nicht nötig sind, ich habe ein zu gutes Gehör, so dass ich nicht aussuchen kann, was ich hören will. (Mario, zit. in: Zöller, 1998, S. 277)

Die Motivation zum Eingreifen, zur Tat, zum „Wichtig sein“ ist nicht der erste zur Verfügung stehende Zugang. Diese Motivation ist der anderen untergeordnet, erwächst erst aus ihr, hat keine Selbstreferenz. Die gravierenden Unterschiede in der Handlungskompetenz zu verschiedenen Zeitpunkten wirken oft wie ein Affront für das soziale Umfeld: „Aha, er kann es doch, warum tut er es dann nicht immer?"

Beispiel: Der, der gerade noch in der Lage war, sekundenschnell aus hunderten von Zeitschriften einen wichtigen Artikel herauszusuchen, auszuschneiden, mit Notizen zu versehen, einzuscannen und einem Freund per E-Mail zu schicken, kann kurz darauf nicht mal mehr eine Tür öffnen.

Es gibt also Menschen, die spontan (manchmal unfreiwillig) lieber die Bäume, als den Wald sehen.

Damit treten sie hinaus aus einer Kultur der schnellen Wege. Wenn ich mich bevorzugt für die Details interessiere, steht dahinter ein anderer Erwartungs-/Bewertungshorizont und damit auch ein anderer Aufmerksamkeitsfokus, eine Verlangsamung der Orientierung, des Überblicks.

> Der Sinn erweitert, aber lähmt; die Tat belebt, aber beschränkt. (Kundera, 1998)

Die meisten Menschen greifen anhand weniger Eckdaten auf Muster zurück, die sie in ihrem Gedächtnis gespeichert haben, um schnell ein geschlossenes Bild zu erhalten, um schnell zur Tat schreiten zu können. Nur Bruchstücke von aktuellen Sinnesdaten werden benötigt, um ein Wahrnehmungsbild zu erzeugen, das dann gar nicht von den Sinnesorganen, sondern aus dem Gedächtnis stammt. Bewusste Wahrnehmung besteht zum größten Teil aus Gedächtnisbildern, deshalb kann sie so schnell sein. Das limbische System, also das Bewertungssystem, ist dabei hochaktiv. Es bewertet das Geschehen nach bisherigen Erfahrungen, also Konsequenzen. Es bewertet das schnelle „zur Tat schreiten können" als ausgesprochen belebend und wichtig. In der Tat (im Sinne einer positiven Aggression) bringe ich die Steine ins Rollen, erspüre deutlicher meine körperliche Existenz, erfahre sichtbar meine Macht und Kompetenz (meine psychische Existenz), in der Tat sorge ich zweckmäßig für mein Überleben in einer hochkomplexen Umwelt. Und das Bedeutsamste: In der Tat werde ich als wichtig gesehen. Wichtig sein ist so gesehen ein fundamentales Urbedürfnis des Menschen. Deshalb ist eine Ausrichtung des Aufmerksamkeitsfokus auf minimale sensorische Eckdaten für Menschen so wichtig.

Das Problem bei dieser Strategie ist, dass sie auf der Annahme aufbaut, dass alles so ist, wie es immer war. Ich sehe nur das, was ich zur Tat brauche, ich tue nur das, was meine Erfahrung mich gelehrt hat und ich kommuniziere in der Tat das, was ich von mir selbst halte. Insofern ist die Kultur der schnellen Wege durch den Wald auch ausgesprochen beschränkend. Man langweilt sich schnell und ist so gut wie nie glücklich in der

Stille. Man will sich nicht mehr über etwas austauschen, sondern sich gegenseitig in der Tat bestätigen. Man reproduziert in der Handlung eigentlich überholte Bilder und Überzeugungen und erwartet Bestätigung. Neues, bisher Unbekanntes wird einfach nicht gesehen.

Für einige Menschen ist diese grundsätzliche primäre Ausrichtung an der schnellen Tat jedoch nicht nachvollziehbar. Sensorische Besonderheiten und starke Empfindlichkeiten führen bei ihnen zu einer anderen bevorzugten Wahrnehmungsausrichtung. Nicht der Überblick, der zur schnellen belebenden Tat führt, wird vorrangig positiv bewertet, sondern die Erweiterung der Erkenntnis.

Positiv bewertet wird also besonders die Entdeckung: des Neuen im Alten, der Veränderung im Bekannten, der Ähnlichkeit von Verschiedenem, der Verbindungen von scheinbar Getrenntem, der Ordnung in der Vielfalt, der Komplexität der Einheiten, letztlich der kleinen melodischen Motive des Lebens.

In diesem Prozess der Entdeckung erfahren diese Menschen ihre bewahrende, verbindende und kreativ gestaltende Kraft, also ebenfalls Kompetenz und eine (allerdings unsichtbare) Macht. Aber auch Faszination und Genuss sind diesem Prozess innewohnend. (Ähnlich einem Koch, der eine neue Geschmackskombination kreiert hat.) Daher wird die Aufmerksamkeit automatisch immer wieder auf Details fokussiert, die Wahrnehmungsgeschwindigkeit reduziert, denn der Grad unser Geschwindigkeit verhält sich proportional zum Grad des Vergessens, welches für neue Entdeckungen verheerend ist. Die Gedächtnisbilder von Menschen in einer besonders sensorisch geprägten Welt sind häufig phänomenal umfangreich und komplex.

Ein Entdecker benötigt Langsamkeit und Umgebungskonstanz, um die Wahrnehmungsoffenheit für Details nutzen zu können. Er kann daher äußere Taten nur schlecht gebrauchen. Die Exekutivfunktionen sind vorübergehend verlangsamt oder gar gelähmt. Es ist ein Problem bei dieser Strategie, dass innere Handlung nach außen nicht sichtbar wird und dass sie nicht mit körperlicher Aggression (im positiven Sinne) einhergeht. Im Zusammensein mit Menschen bleibt die innere Kontaktaufnahme zur Situation und zum Anderen unsichtbar. „Die Beziehungen können aber nicht gelebt werden, weil das Gegenüber gar nichts von der Beziehungsaufnahme merkt“ (Zöller, 1992, S. 65-69). Viele wählen die Strategie, sich an gängigen Handlungsgewohnheiten zu orientieren, sich oberflächlich anzupassen, um weiterhin dem eigenen Wahrnehmungsstil treu bleiben zu können. Die motivationalen Unterschiede im Zugang zur Welt bleiben trotzdem spürbar. Einer angepassten Handlung fehlt die belebende Aggression. Anpassung ist immer ein Hinterhergehen, nie ein Vorangehen.

Dadurch wird Bestätigung von außen nur für Eingeweihte möglich oder für solche, die sich gerne einweihen lassen. Für nicht Eingeweihte wird das Nicht-Tun oder die Verlangsamung des Tuns oder das Hinterherlaufen, bei offensichtlich gegenwärtig mangelndem Überblick, nicht auf hochaktive kognitive Prozesse zurückgeführt, sondern eher auf „Blödheit". Der Entdecker möchte aber ebenfalls in seiner Initiative gesehen werden, und besonders möchte er seine Entdeckungen mit anderen teilen und bewertet wissen. Eine für ihn passende Bestätigung bleibt jedoch meist aus.

Im Bemühen, das Entdeckerumfeld möglichst wenig zu verändern, wird die körperliche Energie, die sich sonst in der Tat nach außen ihre Angriffspunkte sucht, oft umgeleitet. Wir alle müssen uns körperlich spüren, um Innen und Außen richtig zuzuordnen: Gerade ein Entdecker braucht einen festen körperlichen Stand. Wenn eine Handlung nach außen aber das Untersuchungsfeld unnötig durcheinander bringt, muss der eigene Körper auf anderen Wegen wahrnehmbar bleiben. So kommt es häufig zu einem Bedarf an Selbststimulation. Diese wird aber von der Umgebung zumeist ebenfalls nicht passend gedeutet, genauso wenig wie das sehr affektive Begleitgeschehen der inneren Handlung.

Eine Umstellung des Wahrnehmungsstils auf mehr Kohärenz funktioniert häufig, wenn derjenige dann allein und auf Handlungsplanung angewiesen ist, um sein Überleben zu sichern oder wenn er seine Entdeckungen mit anderen teilen will. Dies ist aber nicht Selbstzweck, sondern steht im Dienst einer Notwendigkeit oder eines übergeordneten Ziels. Während Andere Menschen Befriedigung empfinden, wenn sie viel erledigt und geschafft haben, spüren „Aspies" dies nicht unbedingt als Befriedigung.

Die Frage „wozu ist dieses ständige Chaos produzierende Handeln der anderen im Tieferen gut?" bleibt bestehen, auch wenn man bereits viel über die Handlungsmuster der Mehrheiten weiß.

Für ein tieferes Erkennen des Anderen (dass er mir nicht mehr fremd erscheint) müssen wir den Anderen in uns ein Stück weit wiedererkennen. Jasmine L. O'Neill schreibt an dieser Stelle: „Beide Seiten sind in der Welt des anderen ratlos oder völlig verloren. Da keiner in die Haut des anderen schlüpfen kann, ist es nutzlos dies zu versuchen." (O'Neill, 2001, S. 40) Ihr Appell richtet sich daher an Respekt, Wertschätzung und Verständnis für die Verschiedenheit der Wahrnehmungskulturen.

Ich bin dagegen aus meiner eigenen Lebensgeschichte heraus zu der Überzeugung gelangt, dass Menschen eine fremde Wahrnehmungskultur nicht nur respektvoll erfassen, sondern auch von innen her erfahren können. Zwar ist jedes Erkennen möglicherweise falsch, weil immer subjektiv konstruiert, aber das spielt überhaupt keine Rolle. Es ist immer mit sozialem Lernen verbunden, immer mit einer Erweiterung des Miteinander-Möglichen, immer mit einem Mehr an psychosozialer Autonomie.

Wir können unsere Füße und Hände nicht tauschen, nicht unsere Augen und Ohren, aber ist gibt im Zusammenleben tausende Chancen, den Anderen an die Hand zu nehmen auf dem belebenden Trampelpfad, ihn körperlich spüren zu lassen, was die Tat bedeutet. Es gibt tausende Chancen, sich an die Hand zu nehmen, still zu stehen und die kleinen Motive des Lebens zu entdecken und die Freude darüber ineinander fließen zu lassen. Es gibt tausende von Chancen, unter der Oberfläche verschiedener Verhaltensstile gleiche menschliche Bedürfnisse und Motive zu erkennen. Es gibt tausende von Chancen, einfach mal auszuprobieren, was der Andere tut. Irgendwann erledigt sich die Frage nach dem „Wozu?".

Wahrnehmungsstile und -motive sind nicht unbeeinflussbar, genauso wenig wie eine einmal geprägte Kultur nicht unempfänglich für Einflüsse ist. Sonst würde sie an ihrer eigenen Dogmatik untergehen.

Oben wurde benannt, dass die größere Welt alternative Modelle im Umgang mit Verschiedenheit benötigt, um nicht Gefahr zu laufen, Menschen in ihrem Anderssein zutiefst zu verunsichern und damit ihren Entwicklungsweg zu verbauen. Auch die eigenen Entwicklungswege sind auf diese Art und Weise beschränkt.

Die Konzepte einer fehlenden oder fehlerhaften Theory of Mind sowie einer mangelnden zentralen Kohärenz, wie sie bisher gebraucht werden, zeugen von einer Haltung, die die Kultur der Mehrheit als richtig und gesund ansieht. Es wird davon ausgegangen, die eigenen Wirklichkeitsvorstellungen seien vollständiger, wahrer und richtiger. Folglich sind die der Anderen veränderungswürdig. Eine solche Herangehensweise zerstört das Vertrauen in die Möglichkeit des Dialogs und verbaut die Chance auf gegenseitiges Lernen und Lieben. Depressionen und Angst sind die möglichen psychischen Folgen. Zynischerweise werden diese dann dem Syndrom zugerechnet.

Verstehen wir die Theory of Mind jedoch als kulturbezogene Errungenschaft und die unterschiedlichen Wahrnehmungsstile als jeweils reiche (noch) fremde Kulturen, so ergeben sich daraus ganz neue Modellansätze:

– Dann brauchen wir einen neuen Namen für Anders-sein: Mit diesem Namen sollte man sich als Angehöriger einer besonders sensorisch geprägten Wahrnehmungskultur vorstellen und sinnvoll erklären können.
– Dann ergeben sich konkrete Ideen, was und wie wir voneinander lernen können.
– Dann können wir uns neugierig und freiwillig einander zuwenden, einen gleichberechtigten Dialog aufnehmen, weil wir etwas zu geben und zu nehmen haben.

Ausgestattet mit solchen Modellen erscheint die Zukunft nicht mehr als einzige Sorge, sondern als lohnendes Abenteuer. Eltern mit besonderen Kindern hätten ganz andere Möglichkeiten, den subjektiven Interessen ihrer Kinder auf dem Weg zur Autonomie Geltung zu verschaffen.

> Ich kann nicht versprechen, dass sein Leben einfach sein wird. Aber schwierig wird es nicht durch Autismus. Schwierig wird es, wenn man diskriminiert wird, wenn man nicht so akzeptiert wird, wie man ist. Auch Lesben und Schwule haben es nicht immer leicht, auch People of Colour werden diskriminiert. Aber wir sind in der Gesellschaft zu der Ansicht gekommen, dass das Problem die Diskriminierung ist und nicht ein eventuelles Anderssein. Man stelle sich vor, jemand würde als Lösung für die Probleme von Rassismus und Homophobie vorschlagen, man sollte People of Colour und Homosexuelle zu heterosexuellen Weißen machen – das würde man heute als zutiefst unethisch betrachten. Wenn es um autistische Menschen geht, betrachtet man den Vorschlag als völlig normal. (https://autismus-kultur.de/autismus/eltern/liebe-eltern-autistischer-kinder.html, 26.04.2021).

8. Zusammenfassung

Lernen ist Veränderung. Wir lernen, was uns spannend erscheint. Spannend wird es, wenn wir etwas erwarten können und doch eine Störung des Erwarteten eintritt. Lernen führt zu einem Mehr an Handlungsoptionen, Entscheidungsfreiheit und damit Autonomie. Lernen ist immer auch ein Risiko, es bedroht Bestehendes, Vertrautes. Lernen ist aber immer auch eine Chance, die schmerzlichen Einschränkungen des Bestehenden und Vertrauten zu überwinden.

Soziales Lernen ist schon am Anfang des Lebens motiviert durch das menschliche Bedürfnis nach Anerkennung, gemeinsamer Struktur (Teilhabe) und Sicherheit gebender Bestätigung. Unsere spätere Risikobereitschaft, wie auch Lernfreude in der Begegnung mit anderen Menschen, hängt ab von früher intersubjektiver und reziproker Anerkennung.

Ungünstige frühe Umstände, wie mangelnde emotionale Anerkennung, mangelnde Teilhabe und ein Mangel an Sicherheit gebender Bestätigung, führen zu der Tendenz, Verantwortung abzugeben und Neues abzuwehren. Günstige Umstände und Vielfalt der Beziehungen führen zu mehr Offenheit gegenüber dem Fremden und beständig wachsender Selbstverantwortung in Beziehung und Kommunikation. Diese zeigt sich in echtem Interesse und gelassenem Ausprobieren neuer Wege der Verständigung und mündet in einem Zuwachs autonomer Handlungsmöglichkeiten in Beziehungen.

Autismen als beobachtbare Lücken im gegenseitigen, auf Verständigung ausgerichteten Handlungsbezug treten auf, wenn

- die Verständigung zu unterschiedlichen Zeitpunkten gewünscht wird,
- man sich gleichzeitig in zwei verschiedenen subjektiven Wirklichkeiten befindet und (noch) keine Anknüpfungspunkte findet,
- Verständigung auf einer Seite der Beziehungspartner verweigert oder ihre Möglichkeit negiert wird.

Autismen treten zwischen Menschen verschiedener Kulturen und Wahrnehmungskulturen gehäuft auf. Dabei spielen alle drei Gründe eine Rolle:

Autismen, die infolge der zwei erstgenannten Gründe auftreten, sind Lernchancen, weil die Überwindung der Verständigungslücken eine Erweiterung des Verstehenshorizontes und damit der sozialen Autonomie verspricht.

Autismen infolge von Negation einer Verständigungsmöglichkeit spiegeln eine Abgabe von Verantwortung an das Gegenüber wieder und behindern Lernprozesse. Diese Abgabe von Verantwortung zeigt sich massiv im tradierten Autismusbegriff, in den zugehörigen Erklärungs- und Beschreibungsmodellen.

Es ist daher im Sinne der oben beschriebenen Entwicklungstheorie anzunehmen, dass ein solcher Umgang mit der Verschiedenheit von Menschen auf Sozialisationsprozesse zurückzuführen ist, in denen wir lernen mussten, dass Verschiedenheit und Sicherheit gebende Bestätigung nicht gut zu vereinen sind. Außerdem fehlen korrigierende Erfahrungen in alltäglichen Beziehungen mit besonderen Menschen.

Es wurde daher gefordert, dass Verschiedenheit eine deutliche Aufwertung erfährt, dass die bisherige Diagnose im Sinne einer würdigen Vorstellung korrigiert wird, die betroffene Menschen auch selbst unterzeichnen würden. „Aspies" sollten sich als Angehörige einer besonderen Wahrnehmungskultur vorstellen. In der Begegnung liegt so das einzigartige Lernpotential eines interkulturellen Austausches, welches darin besteht, sich die identitätserweiterten Optionen dieser neuen Kultur anzueignen.

Teil II: Lernchancen und Lernmethoden

1. Was können wir voneinander lernen und wozu?

Was können Menschen einander beibringen? Häufig begegnen sich Menschen, bestätigen sich kurz in ihren Überzeugungen und gehen wieder auseinander. Manchmal begegnen sich Menschen und es wird einem oder sogar beiden klar: Dies ist eine bedeutsame Begegnung. Hier fühle ich, dass ich vom Anderen etwas lernen kann.

Angenommen, wir müssten nicht mehr auf das derzeit gesellschaftlich erzeugte Bild von Autismus reagieren, das uns wirklicher erscheint, als der Mensch selbst. Angenommen also, uns würde jemand als Mensch vorgestellt, der in einer besonders sensorisch geprägten Welt lebt, wir hätten also von Beginn an so etwas wie ein echtes Interesse an ihm und die Bereitschaft, eine Beziehung einzugehen. Wie ginge es dann weiter?

Insgesamt berührt das Leben mit einem Menschen aus einer fremden Wahrnehmungskultur alle Bausteine unserer bisher entwickelten Autonomie in Beziehungen (sprich: Selbstverantwortung). Diese Autonomie stößt hier an ihre Grenzen. Wollen wir Beziehung, müssen wir etwas dazulernen. Dies gilt sowohl für Aspies, als auch für Nicht-Aspies.

Der Vorteil für neurotypische Menschen ist, dass das, was sie hier lernen können, für alle ihre Beziehungen von Nutzen ist. Sie erwerben neue Fähigkeiten, die ihnen einen autonomen Handlungs-/Entfaltungsspielraum auch in ungewohnten sozialen Situationen ermöglichen. Es ist eine Chance, neue Aspekte der eigenen Identität und ihre Entfaltungsmöglichkeiten zu entdecken, den eigenen Verstehenshorizont zu erweitern, Verständigung leichter herzustellen, die eigenen Wünsche gelassener und erfolgreicher zu vertreten. Für Aspies ist es mehr noch eine Notwendigkeit, um ihren eigenen selbstbestimmten Weg in der Kultur der Mehrheit finden zu können, sich einbringen zu können, sich zur Kooperation zu befähigen.

Ergreift man diese Lernchancen, so ist dies vergleichbar mit dem anfangs erwähnten Fahrrad- oder Autofahren lernen. Wir lernen (weil wir glauben, dass es sich lohnt), indem wir ausprobieren und üben. Lernchancen ergreifen heißt, das erste Mal aufs Fahrrad steigen und etwas probieren. Es wird in jedem Fall zu etwas führen, wenn auch zu der Erkenntnis, dass wir es zunächst nicht ohne Hilfe schaffen. In Kapitel 2 werden hilfreiche Lernstrategien vorgestellt. Hier geht es jedoch erst einmal um die Möglichkeiten, die ein „aufs Fahrrad steigen“ bieten kann.

1.1. Übersicht über Autismen als Lernchancen in Beziehung und Kommunikation

In der Gegenüberstellung zu den Bausteinen der Autonomieentwicklung (Tab. 1., S. 79) stelle ich auf Seite 80 (Tab. 2) die Lernchancen in allen neun Bausteinen dar, um sie anschließend im Einzelnen vorzustellen.

Die Pfeile deuten weniger einen Entwicklungsverlauf (wie in der Tabelle der frühkindlichen Entwicklung) an, sondern sie zeigen, dass es sich um in wechselseitiger Wirkung verbundene Lernchancen handelt. Also um das, was, wenn es schon klappt, weiteres Lernen erleichtert.

Vertikale Zusammenhänge:

- Das Gelingen kommunikativer Prozesse beeinflusst die Beziehungshaltung und umgekehrt.
- Meine Beziehungshaltung beeinflusst mein Handeln und umgekehrt.

Horizontale Zusammenhänge:

- Die Fähigkeit, Fremdheit auszuhalten und zu begrüßen, führt zur Überwindung von Fremdheit und zu der Fähigkeit bisher verunsichernde Konfliktsituationen zu meistern.

Die beigefügte Nummerierung ist insofern ziemlich beliebig und dient nur der leichteren Zuordnung zu den folgenden Darstellungen, die den vertikalen Pfeilen folgen. Es wäre aber auch anders möglich gewesen.

Tabelle 1: Bausteine von Selbstverantwortung in der persönlichen Entwicklung

	Anerkennung	**Struktur**	**Sicherheit**
Kommunikation	Siehst Du, was ich fühle?	Teilst Du, was ich fühle?	Erträgst Du / Magst du, was ich fühle?
Beziehung	Bin ich wichtig?	Habe ich eine Wirkung in der Welt?	Bin ich gut, wie ich bin?
Handlung/ Autonomie	Meine Äußerungen machen Freude	Mein Handeln macht Sinn	Meine Entscheidungen sind autonom (freiwillig)

Tabelle 2: Autismen als Lernchancen von Selbstverantwortung in („interkultreller“) Beziehung und Kommunikation

	Anerkennung	**Struktur**	**Sicherheit**
Interkulturelle Kommunikation	Ambiguitätstoleranz; Neues Hinsehen 1	Antizipation von Irritation; Verständnissichernde Kommunikationsrituale 4	Selbstverantwortliche Kommunikationsstrategien: Wünschen statt Sorgen 7
Interkulturelle Beziehung	Erweiterung des Selbstbildes 2	Wissen, Verstehen 5	Umgang mit Autorität und Marginalisierung 8
Interkulturelle Pragmatik:	Achtsamkeit; Selbstentfaltung 3	Kooperation; Ressourcen-Nutzung 6	Erweiterte autonome Handlungsspielräume (auch in ungewohnten Bezügen) 9

1.2. Neue Formen der Anerkennung

Lernen im Bereich der primären intersubjektiven Anerkennung erfolgt im Kontakt unmittelbar. Es ist noch eher ein miteinander und kein voneinander lernen, es ist ein Erfahren des Du am Ich, des Ich am Du. Im Kontakt mit Menschen aus einer anderen Kultur liegt eine sonst nur selten gegebene Chance, sich selbst anders als gewohnt zu erfahren.

Baustein 1: Ambiguitätstoleranz – neues Hinsehen

Miriam, 10 Jahre, bemüht sich nach Schulschluss neben Schulranzen und Sportbeutel auch noch eine dicke unhandliche Isomatte unter den Arm zu klemmen, um alles nach Hause zu transportieren. Als ihre Klassenlehrerin sieht, wie die Isomatte sich immer wieder entrollt und zu Boden fällt, kommentiert sie: „Das wird nicht klappen, das wirst du nicht schaffen, lass' die Isomatte hier."

Miriam: „Können Sie in die Zukunft gucken?"

Bei der Beobachtung von Miriam in dieser Situation hat die Lehrerin vermutlich folgendes gedacht und gefühlt: „Das ist ja schlimm, wenn man etwas versucht und so erfolglos ist und dann gucken auch noch die anderen zu, wie peinlich für das Kind, kann man da nicht eingreifen und das Ganze abkürzen?"

In der Situation hat Miriam vermutlich folgendes gefühlt und gedacht: „Also diese Geschichte, die mir da im Kopf rumgeht, muss ich unbedingt noch weiterentwickeln, die ist ja so komisch ... *Rums (Isomatte wieder aufheben)*, also wie könnte es weitergehen *Rums (Isomatte wieder aufheben)*, ach ja, da habe ich ja eine super Idee (Kichern) (*Rums*)."

Nachdem die Lehrerin eingriff, dachte Miriam in etwa: „‚Das wird nicht klappen' – das ist Zukunftsform, wie ist das zu verstehen? Was meint die? Warum sagt sie nicht einfach: ‚Das geht nicht!?' Was wird also gleich passieren und warum weiß die überhaupt, was gleich passieren wird? Da muss ich sie mal fragen." Nachdem Miriam „Können Sie in die Zukunft gucken?" fragte, dachte die Lehrerin vermutlich: „Jetzt will ich helfen und die wird frech!" Und Miriam: „Warum ist die jetzt sauer?"

Nur wenn wir Menschen begegnen, die nicht das fühlen und denken, was wir vermuten, haben wir die Gelegenheit, unsere Gefühlsgewohnheiten in Frage zu stellen. Ambiguitätstoleranz meint die Bereitschaft, auf ungewohnte Rückmeldungen mit positivem Interesse statt mit Abwehr zu reagieren, die Fähigkeit, Verunsicherung als Herausforderung zum Nachdenken und zum genauer Hinschauen zu begreifen und nicht als Angriff auf die eigene Person. Das ist manchmal leicht, wenn die unerwartete Rückmeldung positiver als erwartet ausfällt, aber schwierig, wenn man z.B. statt eines erwarteten „Dankeschön" plötzlich hinterfragt wird.

Die Lehrerin hätte, wenn sie genau geschaut hätte, gesehen, dass Miriam keineswegs gestresst von der Situation mit der Isomatte war, sie hätte die Matte auch noch 10 weitere Male fröhlich wieder aufgehoben, weil sie auf das konzentriert war, was sie gerade dachte. Die Ambition, hier Geschick zu beweisen und sich entsprechend zu präsentieren, fehlte ihr. Die Lehrerin wollte jedoch eingreifen, weil sie von ihren Gefühlsgewohnheiten auf die von Miriam schloss. „Peinlich, erfolglos" sind typische Ängste aus der Kultur der Tat (vgl. Kap. 7.3.). Ängste, die wir übertragen, bei anderen wahrnehmen, obwohl es eigentlich viele Anzeichen dafür gibt, dass dieser gerade ganz anders fühlt.

Nachmittags meinte die Lehrerin am Telefon zu mir: „Ich habe noch einmal darüber nachgedacht, eigentlich hatte Miriam ja recht. Ich konnte ja nicht wissen, ob sie es irgendwann hinkriegt."

Ambiguitätstoleranz macht uns zu Mitmenschen, zu Vorreitern einer inklusiven Gesellschaft, die gegenseitiges Nicht-Verstehen aushält und gerade dies spannend findet. Denn oft verbirgt sich hinter den komisch empfundenen Äußerungen eine ganz eigene berechtigte und befreiende Logik, die nicht unseren typischen Ängsten verhaftet ist. Man muss diese Logik nicht begriffen haben, um in Beziehung zu bleiben, man muss nur (vielleicht auch im Nachhinein) anerkennen, dass Autismen zwischen Menschen eine Chance für Selbstreflektion und Entwicklung bieten. Man muss noch nicht damit umgehen können, man braucht nur die eigene Verunsicherung als etwas Nicht-Schlimmes zu bemerken. Das lernt man in längeren Beziehungen zu Aspies auf jeden Fall, und es führt zu einem sanfteren Umgang mit dem anderen und sich selbst, was für andere spürbar wird.

Baustein 2: Erweiterung des Selbstbildes

Normalerweise vergleichen wir uns und haben schon festgefügte Vorstellungen über das, was des Vergleiches überhaupt wert ist: Unsere Leistungen, unser Aussehen, unsere Art zu sein – wir glauben zu wissen, wie dies zensiert wird, können eine positive oder negative Resonanz vorhersehen (fürchten, erhoffen) und beobachten genau die Resonanz, die bestimmte Persönlichkeitsaspekte Anderer in unserer Umgebung hervorrufen. Was wir an uns wahrnehmen und wie wir uns bewerten ist sehr durch unsere frühe familiäre Kultur geprägt, die wiederum Teil einer größeren Kultur ist. Diese Relativität ist uns im Allgemeinen nicht bewusst, solange wir nur von Angehörigen dieser Kultur umgeben sind. Meist fällt uns erst im fernen Ausland auf, wie kulturbedingt unser Denken und Fühlen und damit unser Selbstbild ist.

In der Begegnung zwischen Aspies und Nicht-Aspies funktioniert der identitätsstabilisierende Kreislauf Überzeugung – Kommunikation der Überzeugung – bestätigende Antwort – nicht so reibungslos.

Dafür aber sehen Aspies Aspekte unserer Persönlichkeit, die wir vielleicht noch gar nicht oder nicht mehr selbst bemerkt hätten oder die wir nicht für wichtig erachten. Von Aspies werden wir neu entdeckt und sind dabei konkurrenzlos originell. So können wir unser „Selbst-Verständnis" neu formen. Es ist vielleicht nur die Art, einen Satz auszusprechen, oder eine kleine Geste oder ein neu entstandener Ton einer Haarsträhne, die auf freudige bewundernde Resonanz treffen, aber genau diese kleinen Dinge machen die Originalität einer Persönlichkeit aus, – mehr als die positive Resonanz auf beabsichtigte und gewollte Darstellungen, wie Aussehen und Leistung.

Aufgrund der besonderen Wahrnehmungsfähigkeit und Motivation dieser Menschen ist die Wahrnehmung des Anderen ein Wert an sich: Sie ist erheblich weniger durch eigene soziale Ansprüche, Erwartungen und Konkurrenzgedanken gefiltert und die Rückmeldung erfolgt ohne Neid oder Berechnung. Daher wirkt sie so echt.

Oft wird das Entdeckte nicht in der zweiten Person, sondern in der dritten Person beschrieben. Nicht: „Boah, toll, wie du das machst“, sondern: „Boah, toll, wie die das macht.“ Es soll der Welt erzählt werden, dadurch bekommt es ein spürbares Mehr an Bedeutung. In der Beziehung mit Aspies wird es möglich, das Selbst-Verständnis um den Aspekt tiefer Freude am Ich zu erweitern. Die spontane Begeisterung ist ähnlich der der Mutter am Geruch und den Lauten ihres Babys. Sie gibt dem Leben einen nicht hinterfragbaren freudigen Sinn.

Niemals wurde ich mehr und echter bewundert als von meinem Bruder und meiner Tochter. Nie habe ich mich mehr als unverwechselbar wahrgenommen gefühlt, weil jemand etwas an mir oder in mir sah, was ich selbst sonst gar nicht bemerkt hätte und wofür er sich so spontan und ehrlich begeistern konnte.

Umgekehrt ist dies genauso. Wenn ich z.B. staune über meine Tochter, wenn sie etwas so mühelos und selbstverständlich entdeckt, das mir bisher immer verborgen war, ist dies ein begeistertes, neidloses Staunen, das sie jedes Mal zum Lachen bringt.

Eine solche Art der gegenseitigen Anerkennung ist nicht angewiesen auf besondere kommunikative oder reflexive Kompetenzen. Sie ist jedoch angewiesen auf einen bestimmten vorbehaltlosen Blick, den Menschen oft verlieren, wenn sie zu lange in einer bestimmten normativ geprägten Kultur um Anerkennung konkurrieren müssen.

Baustein 3: Nicht nur, dass wir selbst von Aspies neu und anders definiert werden, von ihnen lernen wir auch eine neue Perspektive auf die Welt, die unseren persönlichen Entfaltungsspielraum erweitert.

Viele Menschen hoffen auf das unbestimmte Glück, wenn sie wieder eine Station weiterkommen auf dem Weg zum gesteckten Ziel und sind irgendwann erschöpft, weil das Ziel immer noch eine weitere Station weg zu liegen scheint. Sinnkrisen, Burnout, Depressionen sind Folgen der Erschöpfung. Wofür das alles?

Vor lauter Hoffnungen und Ambitionen verlieren wir unsere Achtsamkeit, das Instrument, mit dem wir dem Hier und Jetzt Lebensfreude entlocken können.

Manche geben viel Geld für Kurse aus, in denen sie lernen können, den Stress im Kampf um Leistung und Anerkennung zu reduzieren, ihren Blick zu erweitern, ein wenig loszulassen von der stetigen Bewertung eigener und fremder Taten, Entspannung und Lebensfreude wiederzugewinnen. Leben mit einem Aspie ist mehr als ein Kurs, es ist die direkte Umsetzung einer befriedigenderen Lebensform durch Hineinwachsen in eine andere Wahrnehmungskultur. Nach einiger Zeit der Irritationen werden die Normalitätsregeln dieser zweiten Kultur vertrauter und man tendiert dazu, spezifische Verhaltensmerkmale zu übernehmen, die einem selbst gut tun.

Die Lebensqualität steigt enorm, wenn wir die umwerfende Begeisterung an der Entdeckung von „kleinen melodischen Motiven“ teilen dürfen.

Mir fallen sie auf dem Weg durch den Alltag inzwischen wie von selbst ins Auge (oder ins Ohr, oder in einen anderen Sinn) und jedes Mal erwarte ich dann schon den Moment, davon meiner Tochter zu erzählen, stelle mir vor, welche Freude ich ihr damit mache. Es sind dies Motive, die in üblichen Gesprächen keine Rolle spielen, nicht bemerkt oder zumindest nicht wichtig erscheinen, die im unserem Zusammenleben jedoch einen Wert haben, der das Leben schlicht lebenswert macht.

In dieser anderen Kultur sind wir umgeben von einer Fülle an interessanten, die Sinne berührenden Details, die in ihrem Zusammenwirken eine zweckfreie aber spannungsgeladene Ästhetik schaffen oder hervorlocken. Aspies treffen viele Entscheidungen aus diesem ästhetischen Empfinden heraus. Sie finden Themen um sich herum, wie musikalische Themen in einer Sonate und können sich mit ausdauerndem tiefem Interesse in dieses Thema versenken.

Eine sterbende Frau in einem Fernsehfilm gibt ihrer Pflegerin den Ratschlag, etwas Verrücktes zu tun. (ver-rückt – abseitig des vorgegebenen Weges) Die Pflegerin meint, sie und ihre Freundin hätten einmal überlegt, nach Singapur zu reisen, nur weil der Name so schön klingt. „Auf nach Singapur“, rät die alte Frau in einem Brief, der nach ihrem Tod gefunden wird. „Auf nach Singapur“, ist das, was durch das Zusammenleben mit Aspies schon lange zu meinem Alltag gehört.

1.3. Neue Strukturen

Struktur als Baustein von Selbstverantwortung haben wir kennengelernt als emotionale Überzeugung, in einer gemeinsamen Welt zu leben, über die man sich verständigen kann und in der unsere Handlungen deshalb Sinn machen. Diese Überzeugung entsteht durch die Erfahrung geteilter Emotionen, geteilter Motivation.

Mit einer Welt, die unsere Motive und Emotionen nicht teilt, können wir uns nicht handelnd in Beziehung setzen. In Autismen kommt diese fehlende gemeinsame Bedeutungsstruktur (= Motivation) oft deutlich zum Ausdruck.

Gesten, Blicke Tonfall, und Worte sind unsere Abstimmungsinstrumente seit früher Kindheit. In der Begegnung mit Aspies führt dies jedoch nicht ohne weiteres zum Ziel, weil Gesten, Blicke, Mimik, Tonfall und Worte in der „Kultur der Tat“ und in der „Kultur der Entdeckung“ einem unterschiedlichen Kodex angehören, ähnlich wie zwischen entfernten geographischen Kulturen. Sprache z.B. wird bei Menschen aus einer sensorisch geprägten Welt häufig erheblich konkreter (eindeutiger), logisch empfindlicher und vielfach in einem langsameren Tempo verwendet, gerade weil sie auf dieses Medium zur Herstellung von Verständigung angewiesen sind. Außerdem gibt es nicht nur semantische, sondern auch zeitliche Verschiebungen im Kommunikationsprozess.

Wenn wir uns nun gegenseitig um einen Dialog bemühen, werden wir irritiert sein, denn dieser Dialog kommt aufgrund der unterschiedlichen Sicht auf – und vielleicht nicht ohne gleichzeitiger Bezogenheit zu der jeweiligen Situation. Ist eine gewisse Ambiguitätstoleranz bereits vorhanden, ergeben sich daraus weitere Lernchancen:

Baustein 4: Antizipation von Irritation – Abbau von Erwartungen – verständnissichernde Kommunikationsrituale

Fast alle Witze dieser Welt gründen auf der Tatsache, dass Menschen sich auf unterschiedliche Wirklichkeiten beziehen. Will man die Pointe verstehen und genießen, muss man dies wissen und erwarten. Wir benehmen uns aber oft so, als gäbe es nur eine Welt. Der Prozess, die Welt durch gemeinsame Bedeutungsstiftung zu erschaffen, wird gar nicht mehr gespürt. In der Begegnung mit Aspies wird er wieder spürbar.

Wortwechsel mit Miriam:
Ich: „Wo ist denn wieder dein Geodreieck? Schmeiß doch nicht immer alle Klamotten rum.“
Antwort: „Geht es nun um Klamotten oder um das Geodreieck?“

Um zu merken, dass wir uns mal wieder missverstehen oder missverstanden haben und es sich vermutlich witzig und weiterführend auflösen wird, benötigen wir diesbezüglich eine Menge Erfahrungen. In engen Beziehungen erwerben wir diese und damit eine neue humorvolle Dimension von Verständigung. Vieldeutigkeit von Sprache wird erheblich bewusster und klarer, Irritationen und Missverständnisse werden eingeplant und antizipiert. Damit werden wir zum möglichen Partner von Menschen, die eine andere Enkulturation erfahren haben.

In flüchtigen Beziehungen ist dies manchmal schwierig. Hier sind wir doch oft noch mitten im Missverständnis verhaftet, quasi die Witzfiguren, die sich missverstehen ohne es zu merken. Dann können wir nicht gelassen auf die Pointe warten, die das Missverständnis offenbart und in einem Lachen auflöst. Dann sind wir häufig verletzt, ausgeliefert den eigenen Gefühlen und denen des Anderen, die wir zwar sehen, aber nicht auf ihren Ursprung zurückverfolgen können. Deshalb benötigen wir über die Ambiguitätstoleranz hinaus ein paar hilfreiche Strategien: Methoden, die trotz unterschiedlicher Sicht und damit oft auch sinnverschobenem Sprachgebrauch relativ schnell einen gemeinsamen Boden schaffen. Wir benötigen eine besondere Form der Kommunikation.

> Ich hatte eine Freundin, – nicht eine Verwandte, eine Mutter oder Tante, deren Liebe und Pflicht sie antrieb, auf mich einzuwirken, und auch keine Spezialistin, zu deren Beruf es gehörte, meinen Zustand zu beobachten –, sondern einfach eine Person, die mich interessant genug fand, um mich näher kennen lernen zu wollen. Eine Freundin, die – ohne besondere psychologische Kenntnisse oder pädagogische Ausbildung – ganz allein ein paar Leitlinien entdeckte, mit deren Hilfe sie eine Beziehung zu mir herstellen konnte. Sie erklärte sie mir: Sie nahm nie – ohne zu fragen – an, dass ich irgendetwas Bestimmtes dachte, fühlte oder verstand, nur weil sie solche Gedanken, Gefühle oder ein derartiges Verständnis gehabt hätte, wenn sie selbst in der entsprechenden Situation gewesen wäre. Und nie nahm sie – ohne mich zu fragen – an, dass ich etwas nicht dachte, fühlte oder verstand, – nur weil ich nicht so handelte, wie sie es im Zusammenhang mit meinen Gedanken, Gefühlen und meinem Verständnis getan habe würde. Mit anderen Worten: Sie lernte zu fragen, anstatt zu versuchen, es zu erraten. (Sinclair, 1992, S. 296)

Eine solche Kommunikation muss sich also von nicht ausgesprochenen Erwartungen befreien. Dann erhält sie ihren ursprünglich konstruktiven, bedeutungsstiftenden Sinn: Sie ist nicht mehr nur reaktive Antwort auf Appellative. Nicht nur ständige Wiederholung bestehender Bewertungs- und Interpretationsmuster. Nicht nur Rückversicherung des eigenen Wirklichkeitsverständnisses.

Kommunikation als Prozess der Annäherung und Abstimmung zwischen verschiedenen Deutungsmöglichkeiten der Welt konstruiert neue, vorher nicht vorhandene Strukturen.

Eine Kommunikation, die diesen Leitlinien folgt, ist ungewohnt, und bedarf einiger Übung. Aber sie ist wertvoll für die Beteiligten,

– weil im Fragen die eigene begrenzte, konturierte Sicht offenbar wird,
– weil erst daran anschließend wirklicher Austausch möglich wird,
– weil Verständnis nicht vorausgesetzt wird, sondern das Ziel der Kommunikation ist. Dann ist es immer ein tieferes Verständnis.

Solche (und andere, vgl. Teil II, Kap. 2) Kommunikationsrituale sollten wir gemeinsam, also miteinander lernen, uns dabei ermutigen, denn wirkliche Fragen offenbaren ein Nicht-Wissen, was häufig negativ als Dummheit aufgefasst wird. Es ist aber gerade dieses grundsätzliche Nicht-Wissen, diese Abwesenheit einer bestimmten Antworterwartung, die einer Begegnung das Potential eines tieferen Kennenlernens schenken.

Aspies müssten ständig fragen. Das ist allerdings oft das erste, was sie sich abgewöhnen, um nicht zu sehr aufzufallen. Es lässt sich jedoch üben, so zu fragen, dass das Interesse am Anderen im Vordergrund der Frage steht und der Fragende sich nicht blamiert.

Während wir passende neue Kommunikationswege miteinander lernen, lernen wir nun auch voneinander, weil es jetzt wirklich zu einem Austausch kommen kann:

Baustein 5: Voneinander erwerben wir Wissen über und Verständnis für die jeweils andere Kultur

Viele Aspies lernen im Laufe ihres Lebens mühsam, sich so zu benehmen, wie die Menschen der Mehrheitskultur. Sie erfassen die kulturellen Muster des Miteinanders kognitiv und eignen sich im Sinne einer Selbstinstruktion z.B. durch „social stories“ oder Regellisten diese Muster an und bauen sie in ihr Leben ein. So schreibt Tony Attwood zu diesem Thema: „Nach und nach kann die Person mit Asperger-Syndrom eine innere Bibliothek der sozialen Erfahrungen und Regeln aufbauen. Der Prozess ähnelt dem Erlernen einer Fremdsprache mit all den Problemen, die die Ausnahmen von den Regeln bei der Aussprache und der Grammatik mit sich bringen.“ (Attwood, 2012, S. 117) Dies dauere allerdings drei bis vier Jahrzehnte.

Es ist tatsächlich ausgesprochen mühsam, dieses Bild zu erwerben, indem alle kleinen feinen Regeln des Miteinanders, Ausnahmen und Abweichungen von den Regeln auswendig gelernt werden. Es führt sicherlich langfristig zu einem Mehr an Anpassung, zu weniger auffälliger

Fremdheit in der Masse, aber auch zu einem Verlust an Spontanität, Echtheit sowie Entscheidungsfreiheit, also zu Überanpassung.

Wie viele Autoren geht Tony Attwood hier davon aus, dass Aspies kein Bild des Miteinanders zur Verfügung steht. Das stimmt so nicht: Menschliches Sozialverhalten ist komplex, aber nicht unbedingt kompliziert. Weder bei Aspies noch bei der Mehrheit. Es basiert bei beiden auf den primären Bedürfnissen nach Intersubjektivität und Anerkennung. Die in Teil I, Kap. 7.3. geschilderten unterschiedlichen Wahrnehmungsprioritäten führen jedoch zu unterschiedlich gewichteten Erwartungen in zwischen-menschlichen Kontakten und damit zu einer unterschiedlichen Vorstellung von dem, was richtig und gut und befriedigend ist.

Nur wenn wir diese Erwartungsschwerpunkte offenlegen, werden die tausend feinen Interaktionsmuster und Regeln in ihrem Sinn und Zweck und in ihrer Grundstruktur verständlich. Nur dann wird der soziale Verhaltenskodex der Umgebung durchschaubar und muss nicht mehr auswendig gelernt werden. Nur dann können Aspies autonom entscheiden, ob sie Teile davon übernehmen möchten oder nicht.

Welche Erwartungsschwerpunkte gibt es?

Nicht-Aspies wollen in Beziehungen vor allem eines: Wichtig sein.

Wer als Aspie dies nicht weiß und versteht, hat in Kontakten keine wirkliche Chance.

Das Bedürfnis nach Erfahrung der eigenen Wichtigkeit ist ein Motor der Gegenseitigkeit. Menschen wollen in den Augen und Mündern der anderen lesen, eine Rückmeldung erkennen. All unsere Kompetenz und Effektivität soll gesehen werden, ja, wir lernen und handeln, weil wir dabei gesehen werden. Im günstigen Fall werden liebevolle, bestätigende Augen zu unseren eigenen Augen, mit denen wir unsere Taten betrachten, freudig, nicht zu streng. Dann werden wir auch weiterhin solche Blicke anderer auf uns erkennen können, sind aber weniger von diesen abhängig (vgl. Teil I, Kap. 3). Im ungünstigen Fall verhält es sich umgekehrt.

Mehr oder weniger bewusst wissen Menschen darum, dass sie dieses Bedürfnis eint. Deshalb können und wollen neurotypische Menschen dieses Wissen einsetzen, um sich soziale Vorteile zu verschaffen: Um sich beliebt zu machen, um zu verletzen, um Anderen etwas vorzuspielen, um Freunde zu gewinnen, um Andere zu unterstützen oder zu Fall zu bringen, um eigene Meinungen und Interessen durchzusetzen. Sie wissen deshalb auch, was höflich ist und was unhöflich ist. Sie wissen automatisch, wozu Small-Talk, Klatsch und Tratsch, Lügen und Manipulationen gut sind. Sie wissen, warum man sich beim Begrüßen anschaut und beim Verabschieden Floskeln benutzt. Sie wissen: Gegenseitiges Geben und Nehmen bezieht sich auf die Rückmeldung von Bedeutsamkeit. Wenn ich haben will, muss und kann ich geben, egal ob mein Interesse echt ist oder nicht.

Allerdings sind die Menschen nicht gerade gut darin, Echtes von Unechtem zu unterscheiden. Dies gelingt (häufig mit großer Enttäuschung) oft erst in längerfristigen Beziehungen. Hoffnung, Empörung, Leid und Angst in solch längerfristigen Beziehungen sind Ausdruck unseres mehr oder weniger befriedigten Bedürfnisses, sich wichtig fühlen zu können. Nicht-Aspies beherrschen diese Klaviatur der subtilen Gegenseitigkeit, weil sie ein und dasselbe Bedürfnis eint.

Aspies haben dieses Bedürfnis nicht im gleichen Ausmaß, sie wissen auch nicht von selbst, dass die Anderen es haben. Diesen Aspekt hat auch noch niemand deutlich ausgesprochen. Offenbar möchte man den stark egozentrischen Anteil sozialer Strategien nicht in die Diskussion bringen. Dies ist schade, denn so wird die Chance vergeben, die Menschen in ihrem Kontaktverhalten nicht nur nachzuahmen, sondern zu verstehen.

Aspies wollen im Kontakt vor allem dies: Halt.

Das Wort ‚Halt' beschreibt das Gegenteil eines Verlusts von geteilten Bezügen, das Gegenteil von „ich bin allein in der überwältigen Dichte der Welt".

Dieses Bedürfnis nach Halt ist kein Motor der Gegenseitigkeit, sondern der „Nebenseitigkeit", der Verbundenheit, der Partnerschaft.

Wer als Nicht-Aspie dies nicht weiß und versteht, hat im Kontakt mit Aspies Schwierigkeiten.

Ein Austausch im Sinne gegenseitiger subtiler Rückmeldungen/Bewertung des Anderen erfolgt kaum, dagegen wird der Austausch über Wahrgenommenes, Gedachtes, Assoziiertes, Vorgestelltes usw. gesucht. Dabei werden die sozialen Konventionen der Anderen häufig übergangen (weil nicht verstanden).

Aspies haben entgegen der üblichen Annahmen zumeist mehr echtes Interesse an Anderen als Nicht-Aspies. Sie wollen wissen, wie Andere die Welt erleben und welche Geschichten sie zu erzählen haben. Hoffnung, Leid und Empörung sind bei Aspies Ausdruck des mehr oder weniger erfüllten Wunsches nach verlässlicher Partnerschaft im Angesicht einer extrem starken Umwelt.

Erwerbe ich ein explizites Wissen um diese im Prinzip einfachen unterschiedlichen Grundwerte, kann ich meine eigene Position besser verstehen, wird meine Identität konturierter: „So bin ich, das möchte ich, so ist der Andere, das möchte er. In der Begegnung liegt dann die Chance zur Abgrenzung, aber damit auch zu Interaktion und weiterführender

Kommunikation sowie evtl. der Übernahme von Teilen des Fremden. So möchte ich vielleicht auch sein.

Was ich hier mit „Wissen“ bezeichne, meint also nicht die Kenntnis tausender typischer Verhaltensmuster, Standards und Schemata der jeweils anderen Kultur. Ich kann perfekt die Standards einer Begrüßungssituation auswendig wissen, ohne sie zu verstehen.

„Wissen“ beschreibt hier „Verstehen“, ein Verstehen, das mit emotionalen und motivationalen Elementen gekoppelt ist.

- Kognitiv bekomme ich einen ersten einfachen Einblick in die verschiedenen Innenwelten, um Handlungsweisen in ihrem Sinn und Zweck immer mehr zu begreifen.
- Emotional trägt dieses Wissen dazu bei, ungewohnte Rückmeldungen auf die interaktiv dargestellte eigene Persönlichkeit nicht als Gefährdung der eigenen Identität, sondern als positive Herausforderung für die Identitätsentwicklung zu erkennen.
- Motivational kann die erfolgreiche Anwendung dieses Wissens in schwer vorhersagbaren interaktiven Kontexten die eigene Kontrollüberzeugung (sprich: Autonomie) erweitern und stärken.

Dies gilt sowohl für Aspies als auch für Nicht-Aspies.

Um sich gegenseitig dieses einfache Wissen umeinander zu vermitteln, ist es notwendig, zu verstehen, dass man es eben zunächst nicht hat. Eine gute Methode, sich diese Wissenslücken vor Augen zu führen, sind Kunst und Literatur, was später noch ausgeführt wird.

Baustein 6: Schließlich lernen wir, miteinander zu kooperieren

Kooperation ist das zweckgerichtete Zusammenwirken von Handlungen zweier oder mehrerer Lebewesen, Personen oder Systeme, in Arbeitsteilung, um ein gemeinsames Ziel zu erreichen. Im weiteren Sinne ist dieses Ziel auch die Aufrechterhaltung einer fließenden Handlungssituation, z.B. im Spiel, auch im Wettkampf/Mannschaftsspiel.

Das Angebot zur Kooperation wird von den meisten Menschen sehr gerne angenommen, weil es ihnen viele Vorteile bringt: Der Zusammenarbeit innenwohnend ist das Gesehen- und Gebrauchtwerden. Das verstärkt die freudvolle Initiative, Ehrgeiz und Kreativität. Dem gemeinsamen Ziel innewohnend ist die Hoffnung auf Anerkennung der Leistung bei gleichzeitig geteiltem und daher nicht mehr so großem Misserfolgsrisiko.

Von höherer Stelle wird auch die Wahrnehmung/Bewertung der Qualität der Zusammenarbeit selbst, also der kooperativen Kompetenzen erwartet, so dass häufig rücksichtsvoll agiert wird, wobei oft gleichzeitig konkurrenzbezogen gedacht wird. („Seht, ich bin sozialer als der Andere.“). Schulen und Betriebe setzen vermehrt auf die Einführung kooperativer Arbeitsverfahren, weil bessere Ergebnisse und Leistungen erzielt werden.

Gemeinsam arbeiten und/oder spielen können ist ein großes Ziel aller Therapiebemühungen für Aspies und auch ein großes Ziel von ihnen selbst. Es ist der Schlüssel zum Schloss an der Tür zu den Anderen und zu einer Perspektive in der sozialen und beruflichen Zukunft.

Aspies wirken in alltäglichen gemeinsamen Arbeits- und Spielprozessen aber oft sehr hölzern, ungeschickt, dumm, uneffektiv, unkonzentriert und überfordert. Ihnen scheint etwas Entscheidendes zu fehlen, das auch durch therapeutische Einübung von Strukturen der Zusammenarbeit (Abwechseln, Absprechen, Regeln des Spiels erlernen usw.) noch nicht einmal in Ansätzen auszugleichen ist. Deshalb übernehmen schnell die Anderen eine stark dominierende Rolle und Aspies geben sich fast erleichtert mit einer Zuschauer- oder Marionettenrolle zufrieden. Das, was für die Anderen toll ist, ist für sie eher Anlass für Niederlagen und Demütigungen, weil die Anderen sie wegen mangelnder Kooperation anklagen.

Was ihnen fehlt, ist das Mitschwingen auf der emotional erregten, tragenden Welle der (gemeinsamen) zielführenden Tat. Nur wer innerlich hochbeteiligt ist, bringt es zu der nötigen Kohärenz von Wahrnehmung, strategischer Handlung und wechselseitiger Führung. Auch ein erworbenes Wissen umeinander, eine offen-fragende Kommunikation hilft hier nicht.

Denn Kooperationskompetenz erwächst nicht aus den Regeln des Spiels und den Regeln der Zusammenarbeit, sondern es verhält sich genau umgekehrt: Aus der emotionalen Komponente des Miteinander Tuns/der Kooperation erwachsen die Regeln. Weil Menschen gerade auch zu mehreren wichtig sein wollen, sich gebraucht fühlen wollen, ihren Einfluss spüren möchten, entsteht die gesamte Dynamik der zielgerichteten Zusammenarbeit/des Spiels. Damit verbunden auch die Regeln, die Gerechtigkeit bei der Verteilung dieser Güter gewährleisten, ebenso entstehen Strategien, diese Regeln zu unterlaufen. Je nach Zusammensetzung der Gruppe entstehen während des Tuns andere Regeln, werden verworfen und wieder neu definiert. Das gilt auch für vorgegebene Spiele, deren Regeln verändert, gedehnt, ausgelegt und diskutiert werden.

Kooperation und gemeinsames Spiel kann man daher nicht **lehren**. Das, was Beides trägt, muss man fühlen.

Immer wieder wird von Eltern gefordert, sie mögen ihre Kindern das Zusammenspielen lehren. Mit ihnen die typischen Spiele Gleichaltriger üben und diese Spiele so spielen, wie Andere dies tun. Üben, wie man ein solches Spiel beginnt, was man am besten an welcher Stelle sagt, welche Regeln gelten, worauf man achten muss, wie man ein Spiel beendet. Ich selbst habe mich dazu auch oft verpflichtet gefühlt, als meine Tochter noch kleiner war.

Alle Versuche, dies zu tun, sind unsinnig und haben häufig einen stark negativen Effekt im Alltag. Aspies werden verunsichert, weil das gerade Gelernte in der aktuellen Situation nun wieder nicht gilt oder anders gilt. Häufig bestehen sie (verständlicherweise) auf dem, was sie gerade noch gelernt haben. Die Dynamik der aktuellen Situation wird dann aber noch weniger verständlich, als vorher.

Frustriert von der Enttäuschung der Bezugspersonen, wird das, was bei anderen Quelle spontaner Freude ist, zur ernsten Lage: *„Mama, wie lange muss ich noch spielen?“*, fragte mich schon meine dreijährige Tochter ängstlich, nachdem ich eine tägliche Sandkastenrunde mit gleichaltrigen Nachbarskindern als „therapeutische Übung“ empfohlen bekam. Es ist eine Illusion zu glauben, das affektive Mitschwingen und damit die wirkliche Teilhabe „rutsche“ der groben Kenntnis eines Spielablaufs hinterher.

Es gibt zwar einige Dinge, wo ein Verhaltenstraining zu einer anschließenden affektiven Besetzung führen kann. Es sind dies im Wesentlichen über Logik (und Alternativlogik) zu vermittelnde und immer gleichbleibende Handlungsschrittfolgen: Bestellung von Essen im Restaurant, richtiger Gebrauch der Pronomina, Annahme von Telefongesprächen, Small-Talk-Gestaltungen, Begrüßungsrituale usw. Hier kann man Rollenverhalten, Mimik und Gestik wie im Theater üben, wenn es einem sinnvoll und den Alltag vereinfachend erscheint. Typischerweise empfindet der Körper die gespielten Affekte später oft tatsächlich.

Bei Kooperation und gemeinsamen Spiel muss der Weg jedoch umgekehrt sein, denn die schnelle und häufig unlogische Interaktionsdynamik entsteht aus der affektiven Bezogenheit und ist kognitiv nicht fassbar. Das ist schon bei äußerst einfach strukturierten gemeinsamen Handlungen der Fall:

Miriam 2 ½ Jahre alt ist in einer Kleinkinderturngruppe. Alle sitzen auf einer Matte und spielen „Alle Vögel fliegen hoch“. Das Wort „alle“ wird langgezogen zu aaaaaaaaaaallllllllllleeeee, dabei trommeln die Kinder mit den Händen auf ihre Oberschenkel. Das Wort „hoch“ wird geschrien, während die Arme sich plötzlich und begeistert in die Höhe schwingen. Miriam sitzt auf der Matte und schaut und schaut und betrachtet schließlich ihre Hände und Beine. Sie weiß natürlich, was fliegt und was nicht fliegt, macht aber nicht mit. Stattdessen hält sie sich schließlich die Ohren zu. Darauf von mir später angesprochen sagt sie: „Wieso muss man da auf die Beine klopfen?"

3 Jahre später: Im Garten steht ein großes Planschbecken, 4 Kinder krabbeln auf dem Rand entlang und schreien „Lollipop Lollipop, wir wollen Lollipop". Beim dritten Durchgang dieses Satzes schmeißen sich alle beim letzten „Pop" ins Wasser. Miriam schreit mit und plumpst genau zeitgleich mit den anderen ins Becken. „Wenn man nur mit einem Viertelherzen mitmacht, geht's nicht", sagt sie danach zu mir.

Es ist dies ein Lernprozess, der als Akkulturation bezeichnet werden kann. Es braucht Zeit und Gelegenheiten, die Brücken zu finden, die den Zugang zur Welt der gemeinsamen, synchron affektgeladenen Tat eröffnen. Sind diese Brücken erst einmal da, kann man diese Welt überall wiederentdecken und sich zu ihr in eine Beziehung setzen. Meine Tochter hat diese Brücken überwiegend selbst gefunden. Manche habe ich sehen können und ihr gezeigt. Es geht letztlich darum, über den Umweg einer Brücke die Welt der kreativen Entdeckung mit der Welt der kreativen Tat zu verbinden. Diese Möglichkeit wird in Kapitel 2 dieses Teils genauer vorgestellt.

1.4. Mehr Sicherheit

Sicherheit in Beziehungen haben wir kennengelernt als in unserer Identität verankerte Überzeugung, gut genug und liebenswert zu sein und für unser Wohlbefinden aktiv sorgen zu können, ohne damit andere zu verletzen. Diese Sicherheit ermöglicht angstfreie Zuwendung und Liebe. Sicherheit ist die emotionale Komponente der Identität.

Unsere persistierenden Unsicherheiten, d.h. Überzeugungen wie „ich bin nur gut genug, wenn …", kommunizieren wir in Beziehungen und wir provozieren dabei zumeist Reaktionen unserer Interaktionspartner, die uns in unserem Zweifel bestätigen (vgl. Teil I, Kap. 3.1).

Wir haben eine ganze Reihe an moralischen Imperativen verinnerlicht, die wir befolgen, weil das uns mehr Anerkennung zu versprechen scheint. In Wirklichkeit spiegeln diese Wenn – Dann – Überzeugungen unsere Unsicherheit.

Bei einem intensiven Kontakt mit Menschen aus einer anderen Wahrnehmungskultur lernen wir nicht nur hinsichtlich unseres Selbstbildes andere Seiten unserer Persönlichkeit kennen, sondern wir werden mit anderen Rückmeldungen über uns selbst konfrontiert, die uns auch hinsichtlich unserer emotionalen Selbsteinschätzung irritieren. Dies kann einen erheblichen qualitativen Zugewinn für die Identitätsentwicklung bedeuten.

Entweder wir verstehen die ungewöhnliche Rückmeldung als Ablehnung (dies ist aber längerfristig aufgrund der nonverbalen Signale nicht aufrecht zu erhalten) oder wir erweitern unsere Kommunikationsmuster um Aspekte der emotionalen Verständnissicherung. Wir sprechen aus, was wir erwarten, wünschen und wollen. Damit übernehmen wir deutlich mehr Selbstverantwortung:

Baustein 7: Selbstverantwortliche Kommunikationsmuster

Ein Beispiel eines mächtigen verinnerlichten moralischen Imperativs ist zum Beispiel: Antworte, wenn du gefragt wirst, aber sage dann nicht die Wahrheit, sondern das, was der Andere vermutlich hören möchte. Nimm Rücksicht auf seine Gefühle. Wir glauben, wenn wir das tun, dann sind wir liebenswerter.

Autismen wohnt per Definition die nicht erwartungsgemäß ausfallende Antwort inne, die oft unabsichtliche, aber fast nie ablehnend gemeinte Ignoranz des Befehls zur Erfüllung der Antworterwartung.

Es klingelt an der Tür. Draußen steht ein Mädchen aus der Siedlung, das mit Miriam spielen möchte. „Mimi, hast du Lust, mit mir zu spielen?“

Miriam: „Nein!“ Schweigen.

Mädchen: „Schade.“

Miriam: „Ja.“

Mädchen: „Kommst du rüber, wenn du gleich Lust hast, mit mir zu spielen?“

Miriam: „Ja, mach ich.“

Etwa eine halbe Stunde später: „Mama, ich geh jetzt zu L. rüber.“

Die Kinder in unserer Siedlung brauchten keine Woche, um zu verstehen, dass Miriams klare Stellungnahmen, die sie wie in diesem Beispiel meist ohne Erklärungen und Rechtfertigungen abgibt, keine Ablehnung, kein Nicht-Mögen bedeuten. Sie haben schnell gelernt, wie damit umzugehen ist. Beide Kinder übernehmen hier Verantwortung, indem sie sagen, was sie wollen, ohne eine bestimmte Antwort vorauszusetzen. Miriams kurzes „Nein“ nimmt keine Rücksicht auf die Enttäuschung des Gegenübers. Hier wird klar: Das, was man füreinander tut, beruht tatsächlich auf Freiwilligkeit. Die meisten Menschen lügen in einer solchen Situation (z.B. „Ja, ich würde gerne mit dir spielen, aber mir geht es gerade so schlecht …“), sie übernehmen Verantwortung für die Gefühle des Anderen und verhindern damit autonome Entscheidungen auf beiden Seiten. Das Mädchen hat bereits gelernt, ein „Nein“ nicht angstvoll interpretieren zu müssen, sie nimmt ihren Spielwunsch weiter ernst, sie übernimmt selbst die Verantwortung für ihre Enttäuschung („Schade“) und findet einen Weg, für sich zu sorgen.

Miriam und ihre Freundin Lara turnen am Klettergerüst:

> *Lara: „Wir machen ein Kunststück, ja? Du musst erst das eine Bein hierhin, dann rückwärts runter, dann das andere Bein da und dann hopp – rum“.*
> *Miriam: Schweigen.*
> *Lara: „Ich zeig's dir nochmal, Erst das eine Bein hierhin, dann rückwärts runter [...]“*
> *Miriam: Schweigen*
> *Lara: „Jetzt du!“*
> *Miriam: „Ich hab nicht zugehört.“*
> *Lara: „Dann sag ich's noch mal: Hast du zugehört?“*
> *Miriam: „Nein.“*
> *Lara: „Wann hörst du zu?“*
> *Miriam: „Gleich.“*
> *Lara (nach ca. 2 Minuten Schweigen): „Jetzt?“*
> *Miriam: „Ja. (guckt hin) Meinst du so?“*

Als Freund mit Autismen umgehen lernen, eröffnet neue Wege, für sich selbst zu sorgen. „Wann hörst du zu?“ verleiht dem eigenen Wunsch trotz fehlender Resonanz gelassen bleibende Relevanz. Das schaffen viele Erwachsene nicht.

„Wann hörst du zu?“ gibt dem Anderen auch zu verstehen, dass man seine Souveränität achtet, seine Entscheidungsfreiheit. Das schaffen die meisten Erwachsenen nicht.

Ein erfolgreiches gegenseitiges Anerkennen schaffen die beiden Mädchen hier, weil sie sich bereits gut kennen und solche neuen Rituale der emotionalen Verständigung geschaffen haben. Jede weiß auch ohne Worte der Andern um die unterschiedlichen Motivationslagen, aber dies führt eher zu einer Vertiefung der Beziehung um den Moment der Zärtlichkeit als zu deren Abbruch. Die beiden Kinder lernen, wie man offen und ohne gefühlte Verpflichtung auf andere uzugehen kann. Dies eröffnet ihnen Wege, auch in ungewohnten sozialen Situationen ihre Selbstbestimmtheit zu bewahren.

Manche Teufelskreise in unserem Beziehungsverhalten beruhen auch auf der Unkenntnis/Unvorstellbarkeit von Handlungsoptionen, wenn uns jemand die Verantwortung für seine Gefühle zuschiebt.

Miriam, 6 Jahre, sitzt in einer Versammlung der Grundschüler in der Turnhalle. Die Schulleiterin hat die Versammlung einberufen, um den Schmutz auf den Toiletten zu beklagen: „Also, auf den Toiletten sieht es so schlimm aus. Wenn das andere Leute sehen, denken die ja: Was ist denn das für eine Schule, wo die Kinder noch nicht einmal richtig das Klo benutzen können. Das macht mich sehr, sehr traurig und ich muss mich sehr schämen." In der Halle herrscht betretenes Schweigen. Dann erzählen einige Kinder, wie sie gesehen haben, dass andere Kinder auf den Toiletten Schweinereien machen. Allmählich wird die Stimmung lebhafter und jeder beschwert sich über den Toilettenzustand und über Andere.

Miriam meldet sich und sagt: „Frau X., was können wir denn tun, damit du dich nicht mehr schämst und traurig bist?"

Die Schulleiterin hat hier ihre Gefühle geäußert und erreicht, dass die Kinder sich angesprochen und betroffen fühlen. Sie spricht eigentlich nur über sich selbst, aber die Kinder verstehen das Gesagte sofort als Angriff, als Schuldzuweisung. Die Ich-Botschaft wird als Ihr-Botschaft entschlüsselt. Ihr seid schuld, dass es mir schlecht geht. Jetzt müssen sie reagieren, sie weisen die Schuld zurück. Weil das bei der Autoritätsperson Schulleiterin nicht so einfach ist, wie in eher symmetrischen Beziehungen, werden schnell andere Schuldige ausfindig gemacht.

Miriam ist die einzige, die hier eine Ich-Botschaft als solche annimmt. Sie nimmt die geäußerten Gefühle ernst. Gleichzeitig bemerkt sie eine fehlende Logik. (Warum erzählt sie uns das? Da fehlt doch etwas!). In dieser Haltung erinnert sie mich immer an das Sams, das stets nachfragt, wenn Herr Taschenbier sich über etwas beklagt: „Und […], wünscht du dir das?" Sie übernimmt daher nicht die Verantwortung für die geäußerten Gefühle, muss nicht reagieren, sondern kann der Schulleitung die Verantwortung belassen. Wenn es dir schlecht geht, und wir helfen können, musst du uns sagen, was du dir von uns wünschst. Vielleicht ist das ja für uns gar nicht schwer, vielleicht können und wollen wir das ja ganz einfach machen, weil du es uns wert bist.

Miriam kann hier aus dem Grund so handeln, weil ihre Sprachauffassung sehr begriffsanalytisch funktioniert. Sie hört: „**Ich** muss mich schämen", und hat Mitleid. Sie hört nicht: „Ihr solltet euch schämen."

Das typische Vorgehen der Lehrerin, die Kinder zu beschämen, in dem sie sagt: „Ich schäme mich", durchschaut sie nicht (kognitive Empathie setzt ähnliche Motivationsentwicklung voraus). Weil sie gleichzeitig eine hohe emotionale Empathie besitzt, sieht sie den Gesichtsausdruck und handelt entsprechend.

Miriam ist zudem für solche Situationen sensibilisiert, weil sie zuvor mit mir das „Wünschen statt Sorgen" entdeckte: Meine Sorgen las sie, seit sie zwei ist, schon von meinem Gesicht ab, bevor ich sie überhaupt selbst richtig merkte. Bei so vielen Gelegenheiten schon im Baby- und Kleinkindalter wurde deutlich, dass meine Tochter ganz anders ist als andere

Kinder und jedes Mal, wenn sich dies in einer weiteren Situation bestätigte, bekam ich Angst und machte mir Sorgen. Neben einer Wahrnehmung meiner Tochter als ein fröhliches, hochsensibles, vielfach begabtes und erfüllendes Kind, hatte ich alle Stereotypen über Autismus, diagnostische Kategorien, Prognosen und Statistiken im Kopf wie ein nicht abstellbares Computerprogramm. Dies führte zu Sorgen und auf Miriams Seite zu Angst und Überanpassung:

Miriam, 3 Jahre, ist zu einem Geburtstag bei einem gleichaltrigen Mädchen eingeladen. Sie betritt die Wohnung, bestaunt die Bilder, die Möbel, die Kerzen und Blumen. In einem großen Zimmer spielen Kinder mit einem Kaufladen. Als sie das sieht, sagt sie sofort: „Jetzt gehen wir nach Hause", obwohl wir gerade erst angekommen waren. Alle Versuche, sie zum Bleiben zu überreden scheitern. Schließlich weint sie laut: „Ich will nicht spielen." Um dem kleinen Geburtstagskind nicht die Stimmung zu verderben, gehen wir. Auf dem Weg nach Hause bin ich wütend auf sie. „Mama, was ist?", fragt sie und ich lasse meine ganze Sorge (um ihre „autistische Zukunft") heraus: „Kannst du dich nicht mal an einem Geburtstag benehmen? Das geht so nicht, willst du denn keine Freunde haben, willst du vielleicht nur immer alleine sein? Ich bin so sauer auf dich!" Miriam schreit und weint den ganzen Weg nach Hause.

Als das Mädchen, das Geburtstag hatte, uns ein paar Tage später besuchen kommt, spielt Miriam 2 Stunden Rollenspiele mit ihr, nur für mich und meine Seelenruhe.

Auf die Frage meines Kindes: „Was kann ich tun, damit es dir besser geht?" musste ich mir eingestehen, dass ich oft in öffentlichen Situationen am liebsten antworten möchte: „Sei normaler, sei mehr wie die Anderen!" „Hast du mich überhaupt noch lieb?" ist die logisch konsequente Infragestellung der Beziehung seitens des Kindes auf diese zumeist nicht ausgesprochene, aber dennoch kommunizierte Nachricht. Eine solche Unsicherheit der Beziehung zieht einem Kind, das vermehrt auf Halt angewiesen ist, den Boden unter den Füßen weg, und dies ist an der unvergleichlich intensiven Verzweiflung und der großen Anstrengung zu merken, es einem doch irgendwie recht zu machen (wie im obigen Beispiel).

Oft habe ich gedacht: „Sei normaler, sei mehr wie die Anderen", wenn sie vom Kuchen im wörtlichen und übertragenen Sinne (Lob und Anerkennung) nichts abbekam und sie dafür zusätzlich kritisiert oder ausgelacht wurde. Oft habe ich so gedacht, wenn sie übersehen, herumgeschubst oder an den Rand gedrängt war, während andere ihre Kindererfolge mit Nachdruck präsentierten. Oft habe ich so gedacht, weil ihre Fähigkeiten kein Forum besitzen, und die Ausrichtung auf schnelles, oberflächliches Vorgaukeln von Kompetenzen im Alltag so unverständlich für sie ist. Oft habe ich so gedacht, wenn sie mir zu allein und verletzlich erschien.

Kinder aus einer zurückgezogenen, wenig erfolgs- und leistungsorientierten Kultur irritieren uns emotional sehr, sie stellen unser Selbstwertgefühl in Frage.

Sie erscheinen irgendwie ärgerlich autark, wenig orientiert an unserem üblichen kulturellen Belobigungs- und Belohnungssystem, welches normalerweise den Eltern einen Großteil der Erziehungsarbeit abnimmt und welches den Eltern selbst als Orientierung im Leben dient.

Als Eltern von Kindern aus einer anderen Wahrnehmungskultur ist man in der Erziehung oft sehr verunsichert. Man setzt sich doch für sein Kind ein, will das Beste für sein Kind, nur ist diesem Kind unser Bestes egal. Es übernimmt die Werte nicht. Nur mit emotionaler Nötigung ist das Kind dazu zu bringen, sich so zu verhalten, wie wir es für gut (erfolgversprechend) erachten und wie wir es uns gewünscht hatten, damit wir uns selbst mit diesem Kind erfolgreich fühlen können. Meistens können wir diese beiden Punkte gar nicht unterscheiden, wissen nicht, ob unsere Erziehungshandlungen für uns selbst (und unsere unerfüllten Hoffnungen) oder für das Kind das „Beste" sein sollen. Auf jeden Fall fühlen wir uns entweder hilflos oder brutal. „Teile die Orientierung, auf der mein bisheriges Selbstgefühl beruht, sonst bin ich hilflos oder ich flipp aus."

In jahrelanger Supervision habe ich gelernt, wie sehr ich durch meine Enkulturation geprägt bin und wie wenig es mir gelingt, eine andere Orientierung für meine Selbstwertstabilität zu erlangen. Aber was ich auch gelernt habe (und dies ist für mein gesamtes soziales Leben von großer Bedeutung): Es ist ein großer Unterschied, ob ich Sorgen oder Wünsche kommuniziere. Kommuniziere ich Sorgen, sage ich: Du machst mir schlechte, angstvolle Gefühle, weil du so bist, wie du bist. Also ändere dich.

Kommuniziere ich Wünsche, sage ich: Ich mache mir gerade schlechte, angstvolle Gefühle, weil ich so bin, wie ich bin. Aber du könntest für mich etwas tun. Oft bleibt einem der Wunsch beim Ansatz, ihn auszusprechen, im Hals stecken, denn es ist viel schwerer zu wünschen, als sich zu sorgen. Ein Wunsch ist ein Loch, das man bei sich selbst entdeckt und auch das Eingeständnis eines unter Umständen sehr dreisten Verlangens. Aber ein Wunsch ist selbstverantwortlich hinsichtlich des eigenen Lebensglücks und nicht nur von einem einzigen Menschen erfüllbar.

Wir haben in einer Situation Gefühle, weil wir gelernt haben, uns für diese Gefühle zu „entscheiden", und nicht zum Beispiel für ihr Gegenteil. Aber egal, was es für Gefühle sind, es sind selbstgemachte und das ist nicht schlimm, sondern erlaubt und unterliegt keinem Rechtfertigungszwang.

So haben Miriam und ich das Wünschen entdeckt und werden dabei beide immer besser, immer sicherer. Es ist denkbar, dass ich irgendwann sagen werde: „Sei doch mal mehr wie die Anderen“, und sie antwortet: „Nö, jetzt nicht, aber vielleicht nachher.“

Baustein 8: Umgang mit Autorität und Marginalisierung

Ob wir es schaffen, von einer anders geprägten Kultur zu profieren, hängt aber auch von dem Mut ab, sich gemeinsam auf Wege zu begeben, die die dominante soziale Umwelt weder anbietet noch gutheißt. Der Weg in ein selbstbestimmtes soziales Leben ist durch Schranken gesichert, die man erst merkt, wenn man selbst in eine andere Kultur einwandern möchte oder wenn man jemandem aus einer fremden, fernen Kultur mitbringen möchte.

> Jeder, der zwischen verschiedenen Ländern reist, kennt die Angst, auf einen Zollbeamten zuzugehen, der von diesem Land dazu ernannt worden ist, darauf zu achten, dass die Einreiseregeln eingehalten werden. Hier gelten strenge Regeln; die Fragen sind konkret und ein wenig unhöflich: ‚Warum sind Sie hier, und wann reisen Sie wieder aus?‘ ‚Sind Sie hier aus persönlichen oder aus geschäftlichen Gründen?‘ (Mit anderen Worten, ‚Sind Sie hier, um Los Angeles zu besuchen oder zu ‚kaufen‘?) Dieser Prozess schürt die soziale Angst – sehe ich für diese Leute sicher und freundlich genug aus (die leidenschaftslos autoritär und ohne Manieren zu sein scheinen), um mich unter ihnen in ihrem Land aufhalten zu dürfen? Oder müssen sie meine persönlichen Dinge durchwühlen, um beurteilen zu können, ob ich eingelassen werden darf? […] Für Aspie-Leute ist da ein täglicher Einwanderungs- und Zollstellen-Prozess – eine fortwährende Angst, Dinge ja ‚richtig‘ zu tun und zu sagen, den nötigen, gesellschaftlichen ‚Ausweis‘ zu besitzen, den typische Menschen permanent bei anderen suchen, bevor sie sich mit ihnen anfreunden.“ (Gray/Attwood, 1999)

Wenn man aber bereits befreundet ist und jemanden aus der Fremde an seiner Hand hält, ist man selbst auch – und oft noch schlimmer – betroffen von dieser Haltung.

Denn während der Fremde es nicht anders kennt und erwartet und mit einiger Geduld lernt, die eigenen Interessen sinnvoll zu vertreten, ist es für den Freund so, dass er bereits selbstverständliche Privilegien wieder verliert. Nicht nur, dass es ausgesprochen schmerzlich ist, wenn eine geliebte Person missachtet wird, man selbst gerät plötzlich ebenfalls in asymmetrische Machtverhältnisse: Mit dem Fremden an der Hand ist man plötzlich in der Position eines Unterlegenen gegenüber einer ungeheuer unpersönlichen gesellschaftlichen Autorität. Man gerät in die Position, einfachste Anliegen nicht nur vorzutragen, sondern differenziert zu begründen, man ist nicht mehr einfach ein Mensch mit Rechten wie jeder andere, sondern muss auf seine Rechte hinweisen. Rechtschaffenheit wird nicht mehr vorausgesetzt, sondern man sieht sich auf einmal gezwungen, sich darzustellen, sein Privates auszubreiten. Diese Asymmetrie der Macht wird auch dadurch deutlich, dass man weniger ernst genommen wird, Leute dürfen einen wieder behandeln wie ein Kind.

Mit meiner Tochter gerate ich immer wieder in Situationen, in denen andere eine Erklärung von mir verlangen zu dürfen glauben. Mit jedweder Rechtfertigung für ungewöhnliches Verhalten steht man jedoch auf wörtlich verstandenem „verlorenen Posten", oder – noch schlimmer – man verrät die Beziehung zugunsten eines damit erkauften Einlassscheins.

Einen solchen Einlassschein benötigt man tatsächlich auch heute noch zum Beispiel ganz einfach für die Schule, wenn man ein ungewöhnliches und daher auffälliges Kind hat. Und es lässt sich für Eltern immer noch nicht vermeiden, die Beziehung zu ihrem Kind angesichts dieser Tatsache ein Stück weit zu verraten: Keiner glaubt der Sicht der Eltern, einfach ein ungewöhnliches Kind zu haben, das seinen vielleicht auch ungewöhnlichen Lebensweg gehen wird.

Verschiedenheit bedeutet immer noch Störung und die muss irgendwo festgestellt und aufgeschrieben werden, und ganz bestimmt besteht besonderer Förderbedarf, der dann vielleicht an der Regelschule nicht zu erfüllen ist. Gutachten, Besprechungen, diverse Tests, zahlreiche Telefonate, Ämterbesuche, Arztvorstellungen, Probeschulbesuche, […] all das bekommt ein vier bis fünfjähriges Kind als verunsichernde, wenn nicht traumatisierende Lebenserfahrung detailliert mit.

Als meine Tochter in die Oberschule kommt, ruft der Autismusbeauftragte des Schulamtes bei uns an: „Bevor Miriam das erste Mal in die neue Schule kommt, sollte die Klasse in einer speziellen Unterrichtsstunde über Autismus aufgeklärt werden", erklärt er mir. Dafür käme er extra an einem Tag in die Schule. Da ich jedoch zu diesem Zeitpunkt die Art der Aufklärungsarbeit bereits gut kenne, lehne ich dieses Angebot ab. „Aber wenn wir das nicht machen, kommt es erfahrungsgemäß nach spätestens drei Tagen zu massivem Mobbing. Das haben wir oft genug erlebt", erwidert er entrüstet über meine Ablehnung.

Aber auch im Alltag sieht man sich häufig zur Rechtfertigung aufgefordert:

Unser gesellschaftliches Leben gleicht dem Autoverkehr. Irgendwie meinen Menschen schnell vorankommen zu müssen. Fast jeder Autofahrer, der sich nur um Sekunden aufgehalten fühlt, weil der Fahrer vor ihm an der Ampel nicht schnell genug reagiert, regt sich maßlos auf und meint, diesen mit gutem Recht wüst beschimpfen zu können. Langsamkeit ist ein

Angriff auf das vermeintliche Recht, sich schnell vorwärts zu bewegen. Ganz ähnlich ist das Ungewöhnliche ein Angriff auf das Recht, tradierten Maßstäben treu zu sein. Das „Kopfschütteln“ einer ganzen gleichgesinnten Horde von Menschen soll drohen und disziplinieren.

Autismen halten auf und sind ungewöhnlich. Mit einem Kind an der Hand, das nicht schnell genug reagiert, nicht schnell genug antwortet, sich ungewöhnlich benimmt, werden wir häufig kollektiv beschimpft und auf andere Weise erniedrigt. Ähnlich wie ein Schild „Fahrschule“ am Auto dazu führt, dass man eine Art überheblich genervte Geduld für den Fahrer aufbringt, möchte man dem Kind auch ein Schild „Autist“ um den Hals hängen, um sich und das Kind vor demütigen Angriffen zu schützen. Damit stellt man sich allerdings auf die Seite derjenigen, die angreifen, respektiert ihre Macht und ihre potentielle Gewalttätigkeit.

Einen nachhaltigen Eindruck von der unpersönlich bedrohlichen Autorität der Normalität und den subtilen Ausgrenzungs- und Infantalisierungsmechanismen, gibt die Autorin Waltraud Anna Mitgutsch in ihrem Buch „Ausgrenzung“. In einzigartig bedrückender Konsequenz schildert sie die Wirkung der Macht einer selbstverliebten Gesellschaft auf eine Mutter mit einem besonderen Kind. (Mitgutsch, 1992)

Angesichts der diffusen Bedrohung durch die Autorität des Normalen, muss man sich eingestehen, dass man ziemlich ohnmächtig ist. Als Elternteil, Freund oder Geliebter eines Aspies steht man nicht auf einflussreichem Posten. Ein erwachsenes Alter, Lebenserfahrung, ein sicheres Auftreten, eine hohe berufliche Qualifikation, ein „gestandener Mann“, „eine starke Frau“, all‘ diese Errungenschaften, die wir in unserer Identität verankert sahen, entpuppen sich mehr oder weniger als zarte Seifenblase. Dieses Eingeständnis der Ohnmacht gegenüber Autorität ist allerdings eine einzigartige Chance. Während wir bisher nur glaubten, erwachsen zu sein, können wir nun lernen, es tatsächlich zu werden. Gemeinsam mit unserem Aspie-Freund, Partner, Kind. Wie dies gelingen kann, ist Thema des Kapitels 2 dieses Teils.

Baustein 9: Erweiterung des autonomen Handlungsspielraumes

Was wir sind und was wir werden können, steht nicht fest. Dies lernen wir in der Begegnung mit einer fremden Kultur, die uns herausfordert, uns neu und anders zu entdecken, neue Perspektiven und andere Kommunikationsmuster zu erproben. Wir benötigen keine Rezepte im Umgang mit Autismen, um autonomer zu werden in den Beziehungen zu ihnen. Wir brauchen aber die Beziehung, um zu erfahren, wie liebenswert wir sind, wie kompetent, wie offen und behutsam.

2. Wie können wie voneinander lernen

2.1 Methoden im Überblick

Bausteine 1-3: Vorstellungsmethoden/-Brücken

Ambiguitätstoleranz und damit die Möglichkeit zu Entwicklung und Modifikation des Selbstbildes und eine Erweiterung des Spielraumes für die Selbstentfaltung entsteht im Zusammenleben unter Bedingungen, die es herzustellen gilt. Unten wird aufgeführt, wie es möglich ist, solche Bedingungen zu schaffen.

Bausteine 4-6: Verständigungs-/Erkenntnisbrücken

Wir benötigen Brücken, um Gemeinsamkeiten und Unterschiede zwischen den Wahrnehmungskulturen fassbar zu machen, Wissen zu erwerben, um sich in der Welt des Anderen ein wenig auszukennen und sie schätzen zu lernen. Solche Brücken sind Kunst, Metakommunikation und verständnissichernde Rituale. Für eine emotionale Beziehung zur Welt des Anderen, für die Möglichkeit in ihr mitzuschwingen und zu kooperieren brauchen wir darüber hinaus Methoden zum Finden sinnlicher Motive in der Welt der Tat, wie auch zum Bewusstwerden handlungsbezogener Motive in der Welt der Entdeckung.

Bausteine 7-9: pragmatische Methoden/-Brücken

Außerdem benötigen wir ein Repertoire an Umgangsformen, die uns helfen, Unsicherheit und Hilflosigkeit zu mindern und die eigene Kontrollüberzeugung zu stärken. Wie wir ein solches Repertoire erwerben können, wird unten dargestellt.

2.2. Vorstellungsmethoden und Vorstellungsbrücken

Bausteine 1-3

In der alltäglichen Begegnung mit Nicht-Aspies brauchen Aspies eine Möglichkeit, sich vorzustellen, ohne dass Stereotypenkreisläufe in Gang gesetzt werden. Vermehrte Autismen verursachen überall Irritationen, Abwehr, Unsicherheit, wenn überhaupt keine Vorstellung erfolgt.

Bisher verursacht jedoch das immer mehr über die Medien verbreitete Diagnosebild des autistischen Menschen, das natürlich in der Rezeption zumeist auf formelhafte Wendungen und Gemeinplätze reduziert wird stereotype Schemata. Diese Schemata beeinflussen, beengen oder verhindern in der Begegnung die konkrete Interaktion. Mit der Schablone dieses

„Vor-Wissens“ scheint man den Fremden schon vor der Begegnung zu kennen, vor dem Hintergrund dieser Schablone ist das Wahrnehmen des Anderen und der Austausch mit ihm behindert, das Voneinander Lernen erschwert.

Wenn jemand sich also als Angehöriger einer besonderen Wahrnehmungskultur vorstellt, ist es wichtig, sich der Macht dieser Vorstellung bewusst zu sein. Nicht alles, was ein Aspie ist, ist er, weil er Aspie ist. Jede Kultur besteht aus Individuen mit unterschiedlichen Erfahrungshintergründen und Persönlichkeiten. Verhalten ist nicht unbedingt Resultat der besonderen Wahrnehmung. Daher ist es erforderlich, dass eine Vorstellung

- persönlich und selbst (nicht von Anderen) erfolgt,
- individuell und authentisch ist, zu der Selbstwahrnehmung passt,
- Autismen für den Zuhörer am eigenen Leben nachvollziehbar erklärt.

Es ist günstig, wenn man als Aspie eine solche Vorstellung für sich selbst ausarbeitet, die man dann überall zur Verfügung hat. Wenn sie nicht Fremdheit betont, sondern zugänglich macht, ist es nicht mehr notwendig, sich übermäßig um Anpassung und Unauffälligkeit zu bemühen.

Meine Tochter hat mit mir zusammen für ihre Schulklasse einen Brief entworfen, dessen Inhalt sie inzwischen so gut kennt, dass sie ihn in jeder neuen sozialen Situation inzwischen mit wenigen Worten wiedergeben kann:

Liebe Klasse 5 a

Weil wir ja jetzt für viele Jahre eine Gemeinschaft sind, möchte ich Euch gerne etwas erklären: Es ist Euch bestimmt aufgefallen, dass ich manchmal so komisch hüpfe oder rumzappele, und es gibt bei mir noch mehr Dinge, die anders sind, die sage ich Euch lieber jetzt schon.

Ich kann nicht gut Mannschaftspiele oder Tänze lernen, ich antworte manchmal sehr spät, und ich bin bei vielem langsamer als ihr und wahrscheinlich gibt es noch mehr Sachen, die ihr an mir komisch finden werdet. Das kommt daher, dass ich Aspie bin. Apies heißen Menschen, die von ihrer Geburt an anders sehen und hören, nicht schlechter, sondern anders. Das ist meistens von Vater oder Mutter vererbt. Weil man anders sieht und hört, bewegt man sich auch etwas anders in seiner Umgebung.

Bei mir ist das ungefähr so, als würde ich alles durch ein Fernglas sehen: Ich sehe ganz viele Kleinigkeiten und alles ist ganz nah und intensiv. Deshalb fällt mir alles schwer, wo man einen Überblick haben muss und schnell reagieren muss, Gruppenarbeiten, Mannschaftsspiele usw.

Vielleicht könnt ihr Euch vorstellen, wie schwer es ist, mit einem Fernglas vor den Augen z.B. Völkerball zu spielen.

Ungefähr einer von hundert Menschen ist Aspie. Wär das umgekehrt, wäre es für mich leichter. So muss ich mich immer sehr anstrengen, um schnell genug zu überblicken, was um mich rum passiert und was ich tun soll, trotz Fernglasblick. Oft mache ich trotzdem wieder etwas falsch und Andere schimpfen dann mit mir. Manchmal hüpfe ich, um diese ganze Anstrengung loszuwerden. Manchmal hüpfe ich aber auch vor Freude, weil eben auch schöne Sachen ganz ganz nah sind.

Ich werde bestimmt noch viele Jahre brauchen, bis ich so viel Überblick gelernt habe, dass mein Aspie-Sein nicht mehr auffällt. Bis dahin möchte ich aber nicht immer angemeckert werden oder allein bleiben. Denn ich bin ansonsten genau wie jeder andere auch und wünsche mir hier Freunde und Freundinnen, die auch meine guten Seiten kennenlernen und mich mögen, wie ich bin.

Könnt ihr über mein komisches Hüpfen und Zappeln hinwegsehen? Lasst ihr mich bei Spielen und Gruppenarbeiten mitmachen, auch wenn ich oft langsam und ungeschickt bin?

Eure Miriam

Miriam war zu diesem Zeitpunkt neun Jahre alt. Es war ihr in etwa klar, was den Anderen an ihr komisch vorkommt, was Andere an ihr als störend und seltsam empfinden.

Schon sehr viel früher war ihr klar, dass sie anders ist, als Andere. Damit kann sie jedoch erst entspannter leben, seit sie einen Ausdruck dafür fand, Worte, die passen, mit denen sie sich identifizieren kann. „Warum haben wir den Brief nicht viel früher geschrieben?“, fragte sie mich, weil die Angriffe, die diffuse Scham, Angst und Anpassungsanstrengung ihrer Grundschulzeit sich nach diesem Brief erübrigten. Vermutlich ist es möglich und auch nötig, auch für kleinere Kinder passende Vorstellungsworte zu finden.

Oftmals wünscht meine Tochter sich, die Welt mit den Augen der Anderen zu sehen, einmal in den Schuhen von Nicht-Aspies zu stehen, damit sie sich und ihre Wahrnehmung noch besser beschreiben und verstehen kann. Für ein offensives zunehmend selbstbestimmtes Leben in einer sozialen Gemeinschaft reichen einfache Worte, wie in dem Brief, jedoch bis heute aus. Heute ist sie 15 und findet durch die erweiterten Introspektionsmöglichkeiten neue Bilder und Ausdrücke, die sie nutzen kann, wenn sie sich vorstellt. Solche Brücken sind Beziehungsbrücken.

Wenn ich möchte, dass jemand eine Beziehung mit mir aufbaut, muss dieser sich auf mich beziehen können. Ich muss quasi in Vorleistung treten und etwas individuell Persönliches anbieten, worauf er sich beziehen, einen Zugang finden kann. Das ist das Gegenteil der sonst üblichen an Schulen praktizierten Vorstellung vom „autistischen Menschen“, welche die Beziehungs-Mängel in den Mittelpunkt rückt.

Kurze Zeit nach dem Vorlesen des oben genannten Briefes in der Klasse wollte meine Tochter keine Schulbegleitung mehr. Diese Entscheidung hat sie letztlich nach zwei Jahren Oberschule durchgesetzt, obwohl sie dem Unterricht in weiten Teilen nicht so folgen kann wie, die Anderen. Die Nachteile, die ihr dadurch entstehen, kann sie zu einem Teil zu Hause durch Mehrarbeit kompensieren, zum Teil aber auch nicht. Das nimmt sie mit zunehmender Gelassenheit hin. Es ist ihr intuitiv sehr deutlich, dass eine Schulbegleitung die autonome Beziehungsgestaltung zu Mitschülern und auch Lehrern behindert, weil die Bewilligung einer solchen Begleitung bisher auf der Zuschreibung/Festschreibung sozialer Defizite und Fremdheit beruht. Anderssein bedeutet für sie aber schon lange nicht mehr soziales Defizit und befremdliche Distanz.

Im Zuge der Inklusionsdiskussion sei hier betont, dass Schulbegleitung wichtig ist, um der Vielfalt an unterschiedlichsten Begabungen gerecht zu werden. Nimmt man Inklusion jedoch ernst, darf/muss Schulbegleitung nicht als Begleitung einzelner Schüler verstanden werden, sondern als Begleitung der Schule, der Lehrer und letztlich auch aller Schüler, auf dem Weg, neuen Aufgaben gerecht zu werden.

Wenn die Vorstellung den oben genannten Bedingungen folgt, bietet sie die Voraussetzung für Interesse und Austausch, für ein Miteinander, auf dem Ambiguitätstoleranz wächst, weil man trotz aller Verschiedenheit auf einem gemeinsamen Boden steht. Und auf diesem Boden wachsen gleichberechtigte Freundschaften, die beide Seiten bereichern.

2.3. Erkenntnisbrücken und Verständigungsbrücken

Bausteine 4-6

a) sinnvolle Verständigungsrituale

Um von der Welt des Anderen mehr zu erfahren, sich zunehmend in ihr auszukennen, brauchen wir Kommunikationsrituale, die zunächst die üblichen Muster ersetzen, aber doch einen Austausch ermöglichen.

Um eine gemeinsame Wirklichkeit herzustellen und in ihr aktiv zu werden, benutzen Menschen ab ca. 2-3 Jahren Formeln wie „Was machst du?“ und „Komm, wir …“

„Was machst du?“ sucht den Anschluss an die Wirklichkeit des Anderen und die schnelle Einbindung in die Handlung. Wenn nur einer etwas tut, ist die Chance gering, ebenfalls wichtig zu sein und anerkannt zu werden. „Komm, wir …“ ist die Einladung, die eigene Wirklichkeit zu teilen, im vollen Vertrauen darauf, dass dies auf der Grundlage ähnlicher Wahrnehmung und Motivation funktionieren wird. Wenn nicht, dann eben wieder „Was machst du?“.

Das kleinkindliche „Was machst du?“ und „Komm, wir …“ bilden das Gerüst für alle späteren Scripts. Scripts sind kulturspezifische Schemata für typische Ereignisabfolgen in der Kommunikation, z.B. Begrüßung, Anredeform, Gesprächsorganisation, Aufforderungen, mitsamt den dabei gebräuchlichen nonverbalen und paralinguistischen Signalen. (Erll, 2013)

Auf eine konkrete gegenwärtige Handlungssituation bezogene Nachfragen und Aufforderungen sind für Aspies problematisch, weil sie Autismen als Lücken im spontan einschwingenden Bezug offenbaren und für andere offensichtlich machen. Das wird verständlich, wenn wir uns klarmachen, wie nutzlos und problematisch ein „Was machst du?“ oder „Komm, wir …“ ist, wenn wir uns in einer fremden Kultur befinden. Dann bergen Nachfragen und Aufforderungen die Gefahr, dumm und evtl. auch unsensibel/unhöflich zu erscheinen.

Meine Tochter fragt nur ganz selten „Was machst du?“ Und sie hat in ihrem gesamten Leben noch nie die Redewendung „Komm, wir …“ gebraucht.

Wie aber kann trotz vermehrter Autismen ein Anschluss an die Wirklichkeit des Anderen gelingen? Es ist ohne Nachfragen und Aufforderungen tatsächlich außerordentlich schwierig, gemeinsame Handlungsbezüge herzustellen. Wichtig ist, dass man sich als Aspie der Tatsache stellt, dass, will man aus der persönlichen Weltsicht heraus Anschluss an die Sicht und damit Handlung des Anderen finden, man eventuell peinlich blöd wirkt und/oder andere irritiert/beleidigt sind. Nur wenn ein Aspie damit rechnet, die Irritation vorwegnehmen kann, ist eine autonome Reaktion möglich. Er kann dann entscheiden, wie er üblicherweise in den typischen Situationen reagiert, wenn er mitmachen will, aber nicht weiß, worum es geht:

- Die Strategie, sich unauffällig, aber zunächst verständnislos in Umgebungsaktivitäten einzuordnen, ist anstrengend, aber in manchen Situationen notwendig. Wenn ein Aspie grundsätzlich berücksichtigt, dass Menschen sich als bedeutsam wahrgenommen fühlen wollen, findet er passende Möglichkeiten, was gesagt werden kann, wenn er die Umgebungsaktivität nicht versteht, weil er mit etwas anderem beschäftigt war oder weil er die Umgebungswahrnehmung der anderen nicht mitvollziehen kann:
- Braucht ein Aspie lediglich eine Wiederholung/Erklärung für Handlungsabläufe und Begriffe, so bietet sich das Wort „Wie“ als Brücke

an, die dem anderen Interesse signalisiert und die eigenen Verständnischancen erweitert: „Wie machst du das?“, „Wie genau meinst du/meinen Sie das?“ „Wie genau ist die Aufgabe/das Wort [...] zu verstehen?“

Das ist z.B. in der Schule angebracht, wo Rücksicht auf die Besonderheiten der Wahrnehmung den Lehrern zumeist nicht möglich ist, wo ein Aspie sie also stets neu betonen müsste, was erfahrungsgemäß oft zu frustrierender Ungeduld auf beiden Seiten führt. Aspies erkennen oft die Aufgabenstellung nicht schnell genug so, wie sie intendiert ist, weil sie die dafür verwendeten Ausdrücke und Redewendungen mit ihrem besonderen Sprachgefühl wahrnehmen. Oft verstehen sie die Aufgabenstellung auch zu wörtlich genau, beziehen sie nicht auf gerade im Unterricht erworbene Kompetenzen. Häufig saugen bestimmte Details ihre Aufmerksamkeit zu sehr an, so dass die aktuelle Situation nur noch im Hintergrundmodus abläuft. Auch hier ist es besser, über die genannten Wie-Fragen zum Geschehen zurückzukehren, als ständig zugeben zu müssen, nicht richtig zugehört zu haben. Dies wird oft – auch von Lehrern – persönlich genommen und als Desinteresse ausgelegt.

In vertrauten sozialen Kreisen ist dies etwas anderes. Hier wächst eine Verständigung, die von beiden Wahrnehmungsstilen profitieren kann, wenn man den Leitlinien folgt, die die Freundin von J. Sinclair für Nicht-Aspies formulierte und die für interkulturelle Kommunikation insgesamt Geltung haben:

– Nimm nicht an, dass dein Gegenüber dasselbe denkt, fühlt und versteht, wie du in derselben Situation. Schließe umgekehrt nie ohne zu fragen von seinem unüblichen Handeln auf anderes Fühlen, Denken und Verstehen.

Ein freundschaftliches Interesse vorausgesetzt ergeben sich hieraus ganz andere Verständnisrituale, denn interkulturelle Kommunikation ist langsamer und sich selbst betrachtend:

– Habe ich etwas gefragt, gesagt, vorgelesen, auf etwas hingewiesen, eine Aufforderung oder Bitte ausgesprochen, gebe ich meinen Worten mehr Zeit, um bei meinem Gegenüber zu landen. Und ich vergewissere mich, wie diese Worte aufgenommen und assoziiert wurden. „Kannst du dir darunter etwas vorstellen? Weißt du, wie ich das meine? Kennst du dieses Wort? Wie verstehst du es? Das ist ja ein merkwürdiger Ausdruck, woher kommt der wohl?“

Miriam und ich sprechen über die Chemie. Ich lese vor: „Zwei Elemente reagieren immer in einem konstanten Massenverhältnis zu einer Verbindung.“

Schon der Klang dieses Satzes wird sie sehr beschäftigen, denke ich. Dann diese überaus interessanten Wörter, die ihr Gehirn jetzt erinnerten Texten und Zusammenhängen zuordnet. Das wird mindestens 5 Minuten in Anspruch nehmen, bevor wir klären können, von welchem Sinnzusammenhang hier die Rede ist. Also frage ich erst mal: Woran denkst du bei konstanten Verhältnissen?

Und siehe da, nun beginnt eines der witzigen halbphilosophischen Gespräche, die durch Miriams einzigartiges Gedächtnis und die faszinierenden Assoziationen entstehen. Gespräche, die mein Leben bunt und spannend machen und sogar Chemie für mich mit interessantem Witz ausstatten.

So ergeben sich auch Leitlinien für Aspies:

- Um die eigenen Handlungen mehr auf Andere beziehen zu können bzw. Andere einbeziehen zu können, bietet sich statt dem „Komm wir …“, welches beim Partner eine spontan ähnliche Situationsauffassung voraussetzt, zunächst eine Information an: „Ich mache gerade, ich höre gerade, ich sehe gerade, ich denke gerade“ oder „Guck mal, dort …“
- Um die Handlungen anderer mehr auf sich selbst beziehen zu können bzw. einschwingen zu können, bietet sich statt dem „Was machst du?“ an, die mit dem Wahrgenommenen auftretenden Assoziationen anzusprechen: „Das erinnert mich an…“, „So etwas habe ich schon mal gelesen, gesehen, gehört, gerochen“, „Das sieht genauso aus, wie …“, „Das erinnert mich jetzt gerade sehr an …“

Soll interkulturelle Kommunikation zwischen Menschen aus unterschiedlichen Wahrnehmungswelten gelingen, ist also einerseits Offenheit (Explizites Nicht-Wissen) und andererseits Selbstoffenbarung bzw. Auskunft („Ich informiere dich“) notwendig.

b) Kunst als Verständigungsbrücke

Das Verbindende zwischen uns, das existentiell Menschliche wird in der Begegnung mit dem Fremden sichtbar.

Eine besondere Brücke, auf der Menschen dem Fremden nicht ausweichen, ist die Kunst: Kunst ist ein Bereich, in dem das moralische Urteil, das Sehen, wie alle es tun, aufgehoben ist. Kunst widersetzt sich der menschlichen Gewohnheit, „sofort, unablässig und jedermann zu beurteilen, zu urteilen, noch bevor und ohne dass man verstanden hat.“ (Kundera, 2005, S. 13). Kunst lässt die Begegnung mit dem Fremden zu und lehrt uns dadurch „Wahrheiten zu verstehen, die sich von den eigenen unterscheiden“ (ebd.). Kunst lässt uns überraschende Entdeckungen machen, in denen wir sowohl uns selbst als auch die Anderen verstehend wieder- und neu erkennen.

Die besondere Qualität eines Kunstwerkes gegenüber jeder anderen Kunde liegt in seiner ästhetischen Form. Die ästhetische Form ist das, was einem Kunstwerk eine Sinnlichkeit und Prägung verleiht, die anzieht, Bestand hat und im Gedächtnis bleibt.

Eine der Hauptbrücken war für meine Tochter die Literatur. Erzählungen, Liedtexte, Gedichte, Kinderromane hatten einen weit über das übliche Maß hinausgehenden Reiz, einerseits weil sie fremde Wirklichkeiten als Teil der eigenen Identität erkennbar und verstehbar machen, andererseits, weil Fremdheit hier im ästhetischen Motiv (in der Poetik der Überraschung) erschaffen und überwunden wird. Literatur stellte sich für sie dar als Mittel gegen Einsamkeit und die damit verbundene Angst. In den literarischen Formen fand sie nicht nur sich selbst bestätigt, sondern auch den Mut, sich selbst im Ausdruck ihrer Wahrnehmungswelt auszuprobieren und offensiver zu werden. Damit findet sie ihren Weg durchs Leben.

Mit Murphy (Andreas Schlüter) gelang ihr im Alter von 6 Jahren die positive Besetzung ihrer Ungeschicklichkeit im Alltagshandeln. Mit Franz (Christine Nöstlinger) lernte sie, dass ein „Unterlegen-sein" kein Ende von Freundschaft bedeuten muss und verstand den Sinn von kleinen Lügen. Roald Dahl und Paul Maar bestätigten sie in dem Verlangen, mit Sprache zu spielen. Das Sams ließ ihre Art der Sprachauffassung als besondere Kraft erscheinen, die vor zu viel Duckmäuserei und Anpassung schützt. Kalendergeschichten, Fabeln, Dramen, Balladen mit ihren moralischen Fragestellungen ermöglichten ihr allmählich einen in Erinnerungsbildern gespeicherten Zugang zu dem, was die Mehrzahl der Menschen üblicherweise antreibt: „Wichtig-sein".

Weil in jeder Kunst ein Stück besonderer Wahrnehmung offenbar wird, steckt wohl in jedem Künstler ein wenig Aspie und umgekehrt. Wenn wir uns miteinander verständigen, bestätigen wir uns üblicherweise in unseren bestehenden Urteilen und Überzeugungen. Wenn wir uns mit einem Aspie verständigen, fällt diese provozierte Bestätigung zumeist sehr flach und undeutlich aus. Dagegen können wir uns in der Fähigkeit uns zu wundern bestätigen, denn darin liegt die besondere Fähigkeit dieser Gesellschaftsgruppe. Tun wir dies, teilen wir die Welt der Kunst, können wir bei Aspies die Zuversicht aufbauen, ihre persönlichen Talente zu sehen und die herausfordernde soziale Welt zu meistern. Wir sind tatsächlich nicht allein, wo im Fremden das allen Gemeinsame sichtbar wird. Für Nicht-Aspies wird die Erfahrung möglich, das Fremde in sich zu entdecken und zu betrachten, was sie bisher nicht zu leben wagten.

Aspies leben für in der Welt entdeckte Motive und bringen oft ein erstaunlich intensives und andauerndes Interesse dafür auf. Diese Motive lassen sich auch auf Bereiche beziehen, die sich Ihnen sonst eher verschließen. In kreativer Weise nutzt meine Tochter Verse zur Erarbeitung mathematischer Aufgaben, immer verbindet sie Kunst mit dem Üben für Klassenarbeiten. Diese Art, sich über Kunst motivieren zu können, nutze ich inzwischen für mich selbst.

c) Emotionale Verständigungsbrücken

Um gemeinsam zu handeln benötigen wir auch Brücken, die uns relativ schnell trotz unterschiedlich geprägter Motivation mit dieser Handlung verbinden. Für Aspies geht dies zum Beispiel, wenn sie im Handlungsgeschehen attraktive Motive entdecken dürfen.

Miriam findet Federballspielen blöd. Ich mag es sehr gern und finde, es ist nicht so unübersichtlich wie etwa Fußball, also ihr auch bestimmt möglich zu lernen. Ihr Empfinden von Langeweile rührt daher, dass sie grundsätzlich keinen großen Reiz zu gewinnen empfindet und dadurch das Zählsystem höchst unlogisch findet („Warum kriege ich einen Punkt, wenn ich den Federball so schlage, dass der Andere gerade nicht zurückschlagen kann?“)

Brücke: Federball als Wahrsagerspiel. Die Anzahl der gelungenen Hin und Her Schläge sagt uns, wie oft ... z.B. die Oma ihr noch so frech einfach eine Locke abschneiden wird, wie neulich.

Oder: Federball als Sammlung interessanter Pfeffersorten und Neuschöpfungen. Miriam entdeckt oft die verrücktesten Produktnamen, die in unserem Überflusshandel zu finden sind und amüsiert sich darüber. So erfinden wir bei jedem Schlag eine neue Pfeffersorte und lachen uns darüber kaputt.

So lernt sie schnell gut Federball spielen.

Auch in Handlungen mit Freunden findet Miriam oft solche Brücken. Es gibt immer wieder Menschen, die sich dann selbst von solch neuen Zugängen begeistern lassen.

Anders und viel schwieriger, als einen bestimmten bekannten gemeinsamen Handlungsablauf mit individuell emotionaler Bedeutung zu belegen, ist es allerdings, wenn das Kooperative selbst bedeutungsvoll werden soll.

Eine Handlung zu planen, zu entwickeln und durchzuführen gelingt Miriam mit Abstand am besten, wenn sie allein ist. Immer wieder ist es sehr erstaunlich, wie selbständig und gelassen sie inzwischen trotz mangelnder Übersicht und Detailverliebtheit Alltagsaufgaben bewältigt, wenn sie allein davor steht. Dies ändert sich sofort, wenn eine zweite Person dazukommt. Es scheinen ihr die Instrumente der Handlungsabstimmung einfach zu fehlen. So liefert sie z.B. oft eine Idee: „Sollen wir Kuchen backen?" Dann übernimmt ihr Partner sämtliche Schritte und Miriam ist am Ende blass vor Erschöpfung, den ganzen Anweisungen (emotional zunehmend unbeteiligt, manchmal gänzlich im Kopf mit Anderem beschäftigt) einigermaßen zu folgen. Der emotionale Zusammenhang mit ihrer Idee geht durch die anders geprägte Motivation des Partners schnell verloren. Das liegt zum Beispiel daran, dass sie beim Thema „Kuchenbacken" an die weiße Weichheit des Mehlpulvers auf der Haut denkt, der Andere aber das Lob der späteren Kuchenesser im Kopf hat und daher die Handlung ganz anders vorantreibt.

Manche Aspies verweigern die Kooperation aus solchen Gründen schnell. Meine Tochter nimmt sich so weit zurück, dass letztlich auch nicht mehr von Kooperation gesprochen werden kann. Gleiches in der Schule: Werden Experimente oder Gruppenarbeiten durchgeführt, ist sie zumeist der abwesende Zuschauer oder Handlanger und weiß oft nach kurzer Zeit nicht mehr, worum es überhaupt geht.

Die unterschiedlichen Motivationslagen führen zu einer nicht gelingenden Gegenseitigkeit. Wie kann man hier Brücken bauen?

Aspies benötigen Erfahrung mit den Möglichkeiten und der zwingenden Notwendigkeit einer kontinuierlich schnellen direktiven Abstimmung. Das ist mehr, als die oben genannten Verständigungsbrücken leisten können, Kooperation ist verbunden mit direkten Fragen und direktiven Aufforderungen. Oben haben wir gelernt, dass genau dies für Aspies außerordentlich schwierig ist. Das Eingreifen in die Situation des Gegenübers durch Fragen und Aufforderungen verändert das Bestehende, ist vielleicht verletzend und will doch gerade erst entdeckt, verstanden, bewundert sein.

Ein solcher Lernprozess gelingt fast ausschließlich über die Brücke einer Verantwortlichkeit. Die Verantwortung für das Gelingen einer Handlung muss emotional erlebt werden, denn nur aus dieser emotionalen Beteiligung entsteht die Regulierung/Abstimmung der Handlungsschritte. Weil Aspies weniger als Andere eine Bestätigung ihrer Bedeutsamkeit benötigen, fällt dieser emotionale Motor oft sehr schwach aus. Dagegen ist gefühlte Verantwortlichkeit ein starker Motor auch für sie. Aspies übernehmen eine (mit-)führende kooperative Rolle dann, wenn sie Verantwortung fühlen. Das kann man als erwachsene Bezugsperson provozieren, indem man selber mit Autismen spielt.

Ein paar kleine Beispiele:

- Wir wollen einkaufen gehen, ich bleibe gedankenverloren vor der geschlossenen Haustür stehen, statt sie, wie sonst, als Erste zu öffnen.
- Ich erzähle interessante Dinge bei der Autofahrt und verfahre mich dabei absichtlich.
- Ich höre (gespielt) nicht zu, was Miriam mir erzählt, antworte nicht.
- Wir decken den Tisch, ich lege nur ein Messer hin, dann laufe ich immer hin und her.
- Ich lasse den Wasserhahn an.

Und dann warte ich jeweils ab. Teilweise sehr lange. Werde ich schließlich angesprochen, bin ich überrascht, als wäre ich gerade aufgewacht. „Ach, ich war gerade mit meinen Gedanken ganz woanders." Wenn sie mit mir schimpft, verteidige ich mich und gebe ihr so Beispiele, die sie später selbst nutzen kann.

Durch solche Spiele weiß meine Tochter zum Beispiel, dass es normal ist, wegzuträumen, dass aber eine Handlung dann nur noch gelingen kann, wenn der Andere (in diesem Fall sie selbst) die Verantwortung und Führung übernimmt.

Selbst gewohnte Alltagshandlungen laufen ohne minimalen Bezug zur Handlungssituation nicht von selbst ab. Solche Beispiele helfen, die Wirkung von Autismen und die Reaktionen Anderer darauf zu verstehen und nachzuvollziehen.

Eine andere Möglichkeit ist das Stellen komplizierter Aufgaben, die ohne Hilfe allein nicht zu bewältigen sind:

- Bitte koche schon mal das Gulasch fürs Mittagessen. Ich hab so Kopfschmerzen.
- Kannst du mir mal aus dem Keller die Kiste mit den Akten holen? Ich bin gerade am Telefon.

Diese Aufträge erfordern eine Handlungsplanung, welche Nachfragen und ggf. den organisierten Einbezug Anderer unabdingbar macht. Solche Situationen sind im Alltag überall möglich. Eine aktive Erfahrung mit emotional getragenen Abstimmungsprozessen, Nachfragen und Bitten ist jedoch so wichtig, weil Lernen auch Üben bedeutet. Es ist zum Beispiel zu beobachten, dass der Zeitraum, bis Miriam in solchen Situationen eine Rückfrage stellt, immer kürzer wird.

Das Gelingen von Kooperation hängt jedoch hier noch davon ab, dass der Handlungspartner sich zurücknehmen kann oder weiß, dass er dies gerade tun sollte. In Schule und anderen alltäglichen sozialen Kontexten ist beides eher nicht der Fall.

Eine authentische Situation, sich in Verantwortung für eine Handlungssituation zu erleben und positive Erfahrungen mit dem eigenen Einfluss in gemeinsamen Handlungen zu sammeln, ist der Umgang mit Babys und Kleinkindern. So ziehen sich zum Beispiel die Schuhe nicht von allein an die Füßchen des Kindes an:

Miriam und der dreijährige Junge T.
T.: „Spielplatz gehen???"
M.: „Ja, wir gehen auf den Spielplatz."
T. geht ohne Schuhe zur Tür.
M.: „Du hast keine Schuhe an!"
T.: „Anziehen???"
M. legt Schuhe vor ihn hin.
T. guckt verwundert – er kann die Schuhe noch nicht allein anziehen.
M. versucht, einen Schuh über den Fuß zu ziehen, während T. steht, sehr wackelige Angelegenheit.
M. wedelt mit dem Schuh.
T. lacht begeistert.
M. zuppelt am Hosenbein von T.
T. guckt verwundert.

Und jetzt die Überraschung!
M.: „Setz dich mal hin, wir müssen die Schuhe anziehen."

Eine solche direktive Aufforderung hatte sie vorher noch nie in ihrem Leben ausgesprochen. Und es hat sofort gewirkt.

Menschen schaffen sich selbst Gelegenheiten, um zu lernen, was ihnen schwer fällt. Kurz nach dem Entdecken des Babysittens suchte Miriam Kontakt zu anderen Menschen, bei denen sie auch eine eher führende Rolle einnehmen kann und muss. So lernt sie allmählich, dass Eingreifen, Einfluss und Veränderung Andere nicht beengen und verletzen muss, sondern oft sogar erwartet wird, um aus einer hilflosen Stagnation herauszukommen. Sie lernt den Sinn der Kooperation. Dass Kooperation tatsächlich nicht immer mit versteckter Konkurrenz oder Dominanz einhergehen muss, habe ich verstanden, seit ich meiner Tochter bei ihren vorsichtigen Anfängen zuschauen konnte.

2.4. Pragmatische Brücken

Bausteine 7 und 8

Autismen, die in der zwischenmenschlichen Begegnung eine Verunsicherung der Identität hervorrufen können, sind zugleich die Faktoren, die eine Chance für die Identitätsentwicklung darstellen.

Unerwartete Rückmeldungen auf die interaktiv dargestellte eigene Persönlichkeit führen bei jüngeren Kindern oft zu einer selbstverständlich anmutenden Erweiterung ihrer pragmatischen Kommunikationskompetenzen und damit zu einer Erweiterung der Autonomie in unbekannten Situationen.

Bei Jugendlichen, Erwachsenen und generell bei nicht-bekannten Personen ist dies anders. Hier besteht die Gefahr, dass ausbleibende Bestätigung des Erwarteten als unhöflich bis beleidigend oder (von Eltern) sorgenvoll erlebt wird. Die Kränkung oder Sorge führt dann sehr häufig zu Abwehr und Abwertung. Hier benötigen wir Hilfe über die bisher geschilderten Vorstellungs- und Verständigungsbrücken hinaus.

Aspies brauchen Hilfen, um mit den ständigen Abwertungen oder sorgenvollen Stimmungen umzugehen, die ihnen sehr oft plötzlich entgegenschlagen und massive Ängste auslösen. Ohne eine solche Hilfe kommt es früher oder später zu emotionaler Überlastung und zu verzweifelt hilflosen Gefühlsausbrüchen, die die soziale Umgebung wiederum nicht toleriert.

Eltern/Beziehungspartner brauchen Hilfen, um mit ihren Sorgen umgehen zu lernen und um der Tendenz der Umwelt, diesen Sorgen ständig neue Nahrung zu geben, etwas entgegenzusetzen. Hilfen also im Umgang mit vermeintlicher Autorität.

Zunächst möchte ich auf die Hilfen für Aspies zu sprechen kommen.

Ein Beispiel für Abwertungen im Alltag:

Nach einer Radtour kommen wir an einem gut besuchten Gasthof an. Dort stehen vor einem Zaun etwa 50 Fahrräder in Fahrradständern. Einige wenige Ständer sind noch frei. Miriam hat in dieser für sie sehr schwierig zu überblickenden Szenerie nach viel Mühe einen freien Ständer entdeckt, aber ein anderes Mädchen ist schneller und schiebt ihr Fahrrad bereits in die Lücke, Miriam ist kurz hinter ihr und bemüht sich, ihr Rad auch noch in die Lücke zu quetschen, Dabei stößt sie mehrmals die Nachbarräder und das Rad des anderen Mädchens an. „Mensch, siehst du denn nicht, dass ich hier parke?“

„Nein“, antwortet Miriam wahrheitsgemäß. „Bist du blind oder bescheuert oder was?“

Es ist nicht schlimm, wenn einem so etwas passiert, aber die Häufung solcher Negativ-Kommentare, denen Aspies ausgesetzt sind, bedeutet massiver emotionaler Stress.

Vergleichbar wäre eine Situation, ganz allein in eine fremde Kultur versetzt zu sein, wo die Menschen einen aus unerfindlichen Gründen unfreundlich oder angewidert anschauen, weil man einen Fehler nach dem anderen macht, kaum ein Fettnäpfchen auslässt. Menschen dieser fremden Kultur fühlen sich durch das Benehmen des Fremdlings brüskiert, schließen sich zusammen, um mit dem Finger auf ihn zu zeigen, sich über ihn lustig zu machen, ihn vielleicht vorzuführen, um so ihre Sicherheit wiederzufinden.

Dawn Prince-Hughes beschreibt in ihrem Buch „Und heute singe ich mein Leben“ das Zusammenleben mit anderen Jugendlichen zu einer Zeit, als weder sie selbst noch andere wissen konnten, dass sie Aspie ist (1964 geboren).

> Die anderen Schüler fingen mich im Waschraum ab und steckten meinen Kopf in die Toilette, sie schleuderten mich gegen meinen Spind und bewarfen mich auf dem Flur mit Abfall. Sie schlugen mir Bücher über den Kopf und spuckten mich an. Sie beschmierten mein Schließfach, nahmen mir mein Essen weg. Einmal malten ein paar ältere Schüler ein Schild mit einem gemeinen Wort darauf und hängten es mir um den Hals. Ich nahm es nicht ab, sondern lief damit herum. Ich versank in einem Ozean von Gemeinheit, Hass und Intoleranz […] (Prince-Hughes, 2010, S. 66)

Sprüche wie „Warum wehrst du dich nicht?“ sind bei Aspies wenig hilfreich, denn Gemeinheiten haben einen ähnlich unantastbaren Wert an sich wie alles, was sie wahrnehmen.

> Was nützt es mir ein Pappschild abzunehmen, für mich waren die Beschimpfungen und Drohungen real wie das Schild, und die konnte ich nicht ablegen. (Prince-Hughes, 2010)

Auch heute noch ist man als Aspie im Alltag mit unbekannten Menschen dieser Intoleranz permanent ausgesetzt. Damit umgehen zu lernen, heißt Verantwortung für sich zu übernehmen. Vor einer emotionalen Reaktion auf die Beschämung liegt immer eine quasi automatisch ablaufende **Entscheidung**. Nämlich die, sich beschämen zu lassen, um dann mit Scham, Traurigkeit, Zorn, Wut, Verzweiflung, Verdrängung, Tics oder Erstarrung zu reagieren.

Aus diesem Reaktionsschema kann man herauskommen, wenn man andere Entscheidungsoptionen hat und diese übt und übt und übt. Wozu kann ich mich also noch entscheiden, wenn andere mich beschämen wollen? Was kann ich üben?

Bevor ich mich für etwas anderes entscheide, muss mir klar, sein, dass ich mich nach wie vor für Dasselbe entscheiden kann wie vorher. Sonst funktioniert ein Neulernen nicht, sondern würde zum moralischen Prinzip, das wiederum unter Druck setzt. „Aber ja, ich kann mir erlauben, auf mir entgegengebrachte Abwertungen hilflos zu reagieren, ich kann mir erlauben, irgendwann ebenso hilflos zornig auszuflippen. Ich will das jetzt so tun, ich muss das jetzt so tun, ich darf das jetzt so tun. Das ist meine

Entscheidung, die mir niemand wegnehmen kann. Aber es ist eine Entscheidung."

Allein die selbst-gegebene Erlaubnis macht auch hilfloses Nichts-Tun, verzweifelte Scham oder überfließenden Zorn zum Ausdruck von Autonomie. Aus einer scheinbar zwangsläufigen Reaktion wird ein autonomes Agieren.

Erlaube ich mir bewusst und ausdrücklich, hilflos zu sein, wird es möglich, andere Optionen ins Auge zu fassen. Dann kann ich ein bisschen herumprobieren, wenn ich mich gerade besonders stabil fühle und wenn mir andere Optionen schon bekannt sind (z.B. durch die Beziehung zu den Eltern). Ich kann zum Beispiel mal Gelassenheit oder Humor ausprobieren. Öfter und öfter wird mir dies einfallen, je mehr ich mir ausdrücklich Hilflosigkeit erlaube. Es gibt hier wieder Brücken, die einem helfen, sich daran zu erinnern, dass auch Gefühle Entscheidungen sind, die man trifft.

Miriam hat zum Beispiel bei einem Thema im Konfirmandenunterricht Gelassenheit als Auftrag Gottes an sie formuliert, weil „ich dann immer jemanden habe, der mich daran erinnert".

Gelassenheit und Humor schützen nicht vor menschlichem Sadismus und sind auch nicht immer möglich. Aber beides ist wie ein Tor zum überlegteren, weniger reaktiven Handeln. Ein Tor zu mehr Spielraum in intoleranter fremder sozialer Umgebung.

Festzuhalten bleibt: Der methodische Weg dorthin ist die selbstbestätigende Erlaubnis, so zu bleiben, wie man ist.

Ein dazugehöriger zweiter Weg ist die Erfahrung, im Anderssein nicht allein zu sein. Es gibt allein in unserer Heimatstadt etwa zehntausend Aspies. Das nützt allerdings wenig, wenn man im eigenen Bekanntenkreis keinen Einzigen kennt.

Über Internetforen kann dennoch ein Austausch stattfinden, wenn man alt genug ist. Zudem gibt es hilfreiche Bücher, zumeist Autobiographien und von Aspies selbst geschriebene Überlebensratgeber, und seit 2014 auch eine von Aspies herausgegebene Zeitschrift: „Magazin N#mmer". Der Unterschied zu der übrigen Ratgeberliteratur ist, dass diese Schriften weder diagnostizieren, noch heilen möchten. Sie helfen, das eigene So-Sein auch in einer anders geprägten Kultur – in der man nun einmal leben muss – mit Stolz zu genießen, weil es tatsächlich eine wunderbare Möglichkeit zu leben sein kann (vgl. z.B. Linke, 2015).

Gleiches gilt für Internetforen wie z.B. „Autistic Pride – Autismus und Kultur", in denen viele Artikel veröffentlicht werden, die genau die oben geschilderte Grundlage für Weiterentwicklung der persönlichen Entscheidungsfreiheit trotz tendenziell feindlich geprägter Umwelt nicht nur beschreiben sondern auch einfordern: „Selbstbestimmung, Barrierefreiheit, Respekt“:

> Du brauchst nicht zu denken, dass du defekt wärst, und genauso wenig solltest du denken, dass du anderen überlegen bist. Du bist einfach ein Mensch, wie jeder andere Mensch; und das ist an sich etwas, das dich wertvoll macht. Erlaube dir, du selbst zu sein – nicht mehr, nicht weniger. (Müller, 2008, Autistic Pride: Weil Autismus keine Krankheit ist; autismus-kultur.de)

Es ist gar nicht hoch genug einzuschätzen, welche Wirkung solche einfachen Sätze auf die Entwicklungskraft von Menschen ausüben können, die sich üblicherweise einer feindseligen Umgebung ausgesetzt fühlen. Nicht allein zu sein und Unterstützung zu erfahren, verändert nicht die Wahrnehmungswelt, verhindert keine Autismen, heilt aber von Angst und übergroßem Stress. Wenn man nicht allein ist, braucht man auch die Worte und Taten, die in der Begegnung mit Intoleranz hilfreich wären, nicht immer neu zu erfinden. Es gibt sie schon. Selbst wenn man nie lernt, sie selbst schlagfertig genug anzuwenden, ist es tröstend, dass Andere dies manchmal stellvertretend tun.

Hilfen für Nicht-Aspies in Beziehungen zu Aspies

Je mehr Raum und Möglichkeiten wir hatten, Bestätigung zu finden, desto mehr Raum werden wir auch unseren Kindern und Partnern lassen und desto mehr Offenheit und echtes Interesse werden wir ihnen entgegenbringen können.

Erwachsen werden in einem tieferen Sinne, heißt, sich damit zu versöhnen, dass die Wege, die einem zur Verfügung stehen, um selbstbestimmt zu leben, vermutlich traurigerweise nicht ideal sind.

Es ist nicht einmal in Ansätzen ideal, was wir als Eltern oder als Partner tun.

Das fällt mit Menschen an unserer Seite, die in unserer Gesellschaft anecken, erheblich mehr auf.

- Es ist nicht ideal, dass wir unsere Kinder oder Freunde benutzen wollen, um durch sie neue Anerkennung zu erfahren, und dann enttäuscht sind, wenn sie uns dafür nicht zur Verfügung stehen wollen oder können.
- Es ist nicht ideal, dass wir uns wünschen, unsere Kinder oder Freunde wären normaler, nur weil wir gerade beobachtet werden.
- Es ist nicht ideal, dass wir uns vor ihren Augen klein machen angesichts der autoritären Ansprüche der Normalität.
- Es ist nicht ideal, dass wir unsere Frustrationen am ehesten an den Kindern und Partnern auslassen, die am wenigsten damit zu tun haben.

- Es ist nicht ideal, dass wir unseren Alltag belasten lassen, dass wir leiden, statt zu genießen …, dass wir uns sorgen, statt uns zu freuen.
- Es ist nicht ideal, dass wir unsere Kinder oder Partner manchmal verraten, weil wir zu ängstlich sind, statt für ihre Ansprüche zu kämpfen.

Beschämt stellen wir fest, dass wir in unserer persönlichen Freiheit und unseren autonomen Kompetenzen eingeschränkter sind, als wir dachten. Ähnlich wie bei aller Scham, sollte man sich unerfüllte Erwartungen und die daraus resultierenden persönlichen Defizite erlauben: „Ja, so bin ich manchmal auch: klein, ungerecht, bedürftig, Schaden anrichtend, verletzend."

Am besten spricht man sich dies nicht nur selbst immer wieder vor, sondern auch gegenüber Anderen aus. Kinder oder Partner, die etwas über uns und unsere Bedürftigkeit wissen und erfahren, haben dadurch die Möglichkeit, unsere Geschichte und nicht sich selbst als Urheber dieser Mängel zu erkennen.

Für Aspies ist dies besonders wichtig, weil sie noch mehr als andere auf Halt durch konkrete Verlässlichkeit von Liebe angewiesen sind. Vielfach sind sie – bzw. ihr Anders-sein – der Anlass für emotionale Stimmungseinbrüche ihrer Bezugspersonen, aber sie sind keinesfalls der Grund. Dies zu vermitteln, ist eine zentrale Aufgabe in Beziehungen.

Sich selbst besser kennenlernen auch in seiner immer noch bestehenden Abhängigkeit von Bestätigung, in seiner Bedürftigkeit, ist daher für Bezugspersonen ausgesprochen wichtig. Wir haben Wünsche, die vielleicht dreist und kindlich sind, aber sie sind da und beeinflussen Beziehungen. Lernen wir uns so kennen und annehmen, brauchen wir unsere Wünsche weder zu verstecken noch in Sorgen und Manipulationen umzuwandeln. Viele, sogar die meisten unserer Wünsche erübrigen sich, sobald wir sie als bestehend anerkennen. „Ich darf so sein." Das heißt nämlich in der Konsequenz auch: „Ich darf so bleiben." Und „Ich darf so bleiben" heißt dann zwangsläufig auch: „Du darfst so sein und so bleiben."

Sich selbst besser kennenlernen, das passiert immer in einer Beziehung mit einem Aspie-Kind oder -Erwachsenen. Dafür braucht es keine methodischen Hilfen. Aber die schamlose Annahme der eigenen Bedürftigkeit und Schwäche benötigt mit einiger Wahrscheinlichkeit die Hilfe durch Supervision oder Psychotherapie.

Günstigenfalls lernen wir dort auch (und wo sonst?) ein Repertoire an Umgangsformen, die uns helfen, die eigene Kontrollüberzeugung zu stärken angesichts der vermeintlichen Autorität und oft anonym bleibenden Macht, die sich ungewollt in das Leben drängt, sobald man ein besonderes Kind hat.

Hilfen in der Öffentlichkeit

Vor dem Supermarkt schicke ich meine 6-jährige Tochter los, um den Einkaufswagen wegzubringen. Zu dieser Zeit bewegt sie sich in unbekannter Umgebung wie ein Schatten hinter mir her, sucht keine eigenen Wege und Richtungen, sondern genießt meine Führung, um ihren Gedanken hinterherzuhängen. Den Einkaufswagen wegzubringen, was schon für kleine Kinder eine Gelegenheit zu vorzeigbarem Erfolg in der Welt der Großen bedeutet, hat sie noch nie interessiert. Ich hatte ihr mehrfach den Ablauf gezeigt, wie man die Wagen ineinanderschiebt und dann auch die Münze zurückerhält, doch ich vermutete schon, dass sie mir dabei überhaupt nicht wirklich zusah.

Nun sage ich: „Geh mal den Wagen wegbringen, ich habe einen Splitter im Fuß.“ Tatsächlich übernimmt sie nun die Verantwortung, wie erwartet und marschiert mit dem leeren Wagen los. Aber wohin? Und Was dann? Während sie also mit ersten Orientierungsversuchen den Wagen (in die falsche Richtung) über den Parkplatz schiebt, kommen Andere und sprechen sie an: „Was machst du denn, kannst du nicht aufpassen, wo willst du denn mit dem Wagen hin? Wo ist denn deine Mama?“

Miriam zeigt auf mich und sofort habe ich die üblichen Kommentare eingesammelt: „Passen Sie besser auf ihr Kind auf. Wie kann man nur? Sitzt da rum und das Kind läuft hier rum. Mensch, die kann ja noch nicht mal geradeaus schieben. Sie müssen ihrem Kind mal helfen.“ (Unter sich: „Meine ist drei und kann das schon.“).

In der Supervision habe ich gelernt, zu sagen: „Wie kommen Sie darauf (…, dass ich nicht gut aufpasse, dass ich nur dasitze, dass das Kind nur da rumläuft … dass ich dem Kind helfen sollte …)?“

Gemeint ist: Ich muss die Deutung Anderer nicht annehmen. Ich kann Anderen vermitteln, dass sie gerade etwas wahrnehmen, was nicht wahr sein muss. Sie und nicht ich müssen ihre Wahrnehmung verantworten.

Fortan war ich zunächst wie mit einem Schild gerüstet mit dem Satz „Wie kommen Sie darauf?“ bei all den vorschnellen Kommentaren und Urteilen der Öffentlichkeit. Keine Verteidigung mehr, kein verschämter Rückzug, kein Verrat an meinem Kind durch rechtfertigende Erklärungen.

Aber es brauchte Jahre, um zu verstehen, dass der Satz „Wie kommen Sie darauf?“ auch so etwas wie Interesse und Zuwendung bedeuten kann, wie eine Einladung zum Kaffee an einen bislang gehassten Nachbar. Manchmal gelingt es mir heute, so zu fühlen. Und immer dann ändert sich etwas bei dem Gegenüber, eine Spur Neugier und Bereitschaft, die Dinge anders zu sehen, entsteht.

Das ist nur ein Beispiel von vielen Hilfen, die eine Supervision oder eine Psychotherapie bieten kann, um sich den Raum zu erobern, den wir brauchen, wenn wir ein ungewöhnliches Kind erziehen und in die Welt einführen.

Nachwort

Dieses Buch entstand in Etappen mit vielen Pausen und –, bedingt durch meine Berufstätigkeit, über einen Zeitraum von etwa sieben Jahren. Dieser lange Zeitraum machte es möglich, die Gültigkeit des Geschriebenen immer wieder zu überprüfen und zu bestätigen.

Meine Tochter ist inzwischen 20 Jahre alt. Sie macht eine Ausbildung in ihrem Wunschberuf als Biologisch-Technische Assistentin und ist seit Februar 2021 verheiratet. Sie hat sich für ihren Mann entschieden, wie für ihre Ausbildung: Selbstbewusst. Denn sie ist sich ihrer Besonderheit bewusst.

Selbstfürsorglich gelingt es ihr immer häufiger, die Situationen, die sie früher überfordert haben, zunächst zu reflektieren und dadurch nicht nur nicht verletzt zu werden, sondern zu meistern. Sie kann einschätzen, was ihr schwer fällt und was sie nicht kann; und sie kann oft schon gut damit umgehen, wenn andere Menschen auf ihre Ungeschicklichkeiten zunächst ihrerseits ungeschickt, weil überrascht oder überfordert, reagieren. Miriam wird auf ihre ganz eigene Art erwachsen.

Im Rahmen ihrer Ausbildung erlebt Miriam viel Anerkennung und Zutrauen. Und durch ihren Mann erfährt sie die Liebe, die ich ihr als Mutter wünsche.

Es macht Hoffnung, dass immer mehr Aspies selbst Bücher veröffentlichen, in denen sie ihre Wahrnehmungswelt beschreiben, so dass das einseitig fremdbestimmte Bild, dass Distanz und Stillstand schuf, immer unschärfer wird und Platz für Beziehung und gegenseitiges Lernen entsteht.

Ich danke meiner Tochter, die mich in ihrer Art so bereichert hat, dass in mir der Wunsch entstand, dieses Buch zu schreiben. Mein Dank gilt auch Herrn Steven Pennings, der mich über 13 Jahre lang mit professioneller Supervision unterstützt hat. Außerdem danke ich Susanne Steindor und Thomas Engelmann für konstruktive Kritik und Korrekturarbeit.

Köln, im Mai 2021

Literaturverzeichnis

Attwood, T. (1998). *Das Asperger-Syndrom Ein Ratgeber für Eltern.* Stuttgart: Trias Verlag.

Attwood, T. (2012). *Ein Leben mit dem Asperger Syndrom.* Stuttgart: Trias Verlag.

Baron-Cohen, S./Leslie, A.M./Frith, U. (1985). *Does the autistic child have a theory of mind?* Cognition.

Berger, E. (1998). *Die Förderung von Autonomie unter den Bedingungen der Entwicklungsbeeinträchtigung.* Frühfördersymposium. Friedrich Ebert Stiftung, Bergneustadt.

Bettelheim, B. (1987). *Die Geburt des Selbst.* Frankfurt a.M.: Geist und Psyche Fischer.

Dornes, M. (1993). *Der kompetente Säugling.* Frankfurt a.M.: Geist und Psyche Fischer.

Dornes, M. (2001). *Die frühe Kindheit.* Frankfurt a.M.: Geist und Psyche Fischer.

Dziobek, I. (2008). *Empathie bei Menschen mit Autismus.* Berlin: Max-Planck-Institut für Bildungsforschung (Tätigkeitsbericht).

Erll, A.G. (2013). *Interkulturelle Kompetenzen.* Stuttgart: Klett Lerntraining.

Feuser, G. (1991). *Integration autistischer Menschen.* Hamburg: Bundesverband Hilfe für das autistische Kind (Hrsg.), 7. Tagungsbericht.

Feuser, G. (2001). *Autismus – eine Herausforderung an das Mitmensch sein.* Vortrag in Frankfurt a.M.: uni-koblenz.de/proedler/-gf-aut-mitmensch.htm [22.6.2001].

Frith, U. (1992). *Ein kognitionspsychologisches Puzzle.* Heidelberg/Berlin/New York: Spektrum Akademischer Verlag GmbH.

Gray, C.A./Attwood, T. (1999). *Die Entdeckung von „Aspie".* https://as-tt.de [27.4.2021].

Haushofer, M. (1985). *Begegnung mit dem Fremden.* Düsseldorf: Classen. https://de.wikipedia.org/wiki/Lernen [30.4.2021].

Jørgensen, O.S. (1998). *Autismus oder Asperger.* Weinheim/Basel: Beltz Verlag. Download unter: https://www.bildung-stmk.gv.at/service/schulpsychologie/Glossar/Autismus.html [30.4.2021].

Kißgen, R./Schleiffer, R.K. (2002). *Zur Spezifitätshypothese eines Theory-of-Mind Defizits beim frühkindlichen Autismus.* Zeitschrift für Kinder- und Jugendpsychiatrie und Psychotherapie, 30 (1), S. 29-40.

Kundera, M. (1998). *Die Langsamkeit.* Frankfurt a.M.: Fischer Verlag.

Kundera, M. (2005). *Verratene Vermächtnisse.* Frankfurt a.M.: Fischer Taschenbuch Verlag.

Linke, D. (2015). *Jetzt reden wir.* N#mmer. Das Magazin für Autisten, AdHSler und Astronauten.

Linke, D. (2015). *Nicht normal aber das richtig gut.* München/Berlin: Berlin Verlag.

Lutz, B. (2001). *Der Mut der Autisten.* Bunter Vogel. Zeitschrift für gestützte Kommunikation Berlin.

Mahler, M. (1972). *Symbiose und Individuation.* Stuttgart: Klett.

Mitgutsch, M. (1992). *Ausgrenzung.* München: dtv.
Müller, L. *Wir sind nicht eure Feinde*. https://autismus-kultur.de/autismus/eltern/liebe-eltern-autistischer-kinder.html (25.4.2021).
Müller, L. (2008). *Autistic Pride: Weil Autismus keine Krankheit ist*. https://autis mus-kultur.de) (27.4.2021).
Müller, C. (2007). *Zentrale Kohärenz bei Menschen mit Autismus – Aktuelle Befunde zur visuellen Wahrnehmung*. Heilpädagogik online, S. 3-33.
Nussbeck, S./Müller, Ch. (2006). *Informationsverarbeitung bei Kindern mit Autismus, Studien zur Kindheits- und Jugendforschung*, Bd. 42. Hamburg: Dr. Kovac.
O'Neill, J.L. (2001). *Autismus von innen.* Bern/Göttingen/Toronto/Seattle: Verlag Hans Huber.
Preißmann, Ch. (2012). *Asperger Leben in zwei Welten.* Stuttgart: Trias Verlag.
Prince-Hughes, D. (2010). *Heute singe ich mein Leben.* Berlin: Ullstein, 3. Auf.
Schuster, N. (2007). *Ein guter Tag ist ein Tag mit Wirsing.* Berlin: Weidler.
Sellin, B. (1993). *ich will kein inmich sein. botschaften aus einem autistischen kerker.* Köln: Kiepenheuer & Witsch.
Sinclair, J. (1992). *Personal Essays.* In: Schopler/Mesivibow (Hrsg.). *High Functioning Individuals with Autism.* New York.
Slotta, I. (2002). *Autismus – Der nicht gelungene Umgang mit Verschiedenheit.* Dortmund: Verlag Modernes Lernen.
Spitzer, M. (2007). *Lernen. Gehirnforschung und die Schule des Lebens.* Berlin/ Heidelberg: Spektrum.
Stern, D. (1992). *Die Lebenserfahrung des Säuglings.* Stuttgart: Klett-Cotta.
Stern, D. (1995). *The Motherhood Constellation. A Unified View of Parent-Infant Psychotherapy.* New York: Basic Books.
Vero, G. (2014). *Autismus – (m)eine andere Wahrnehmung).* London: Feed-AReadcom Publishing.
Watzlawik, P. (2000). *Anleitung zum Unglücklichsein.* München: Piper.
Watzlawik, P. (2011). *Man kann nicht nicht kommunizieren. Ein Lesebuch.* Bern: Huber.
Winnicott, D. (1988). *Reifungsprozesse und fördernde Umwelt.* Frankfurt a.M.: Geist und Psyche Fischer.
Zöller, D. (1992). *Ich gebe nicht auf.* Bern/München: Scherz Verlag.
Zöller, M. (1998). *Autistische Menschen beschreiben ihre Störungen.* Bundesverband Hilfe für das autistische Kind: 9. Tagung.

Autismus

Studien, Materialien und Quellen

1. Brigitte Able / Ruth-Tatjana Köngeter: Die Ohren öffnen für eine andere Welt. *Autismus und die Möglichkeiten eines Hörtrainings*
ISBN 3-89693-183-0 • 222 Seiten • 9 Abb.

2. Gesine Goßlau: Förderung der Kommunikationsfähigkeit am Beispiel eines Kindes mit autistischer Behinderung
ISBN 3-89693-188-1 • 106 Seiten

3. Berit Hansen: Menschen mit Autismus als Subjekte verstehen. *"Gestützte Gespräche" mit Birger Sellin*
ISBN 3-89693-192-X • 186 Seiten • 4 Abb.

4. Dietmar Zöller: Gestützte Kommunikation (FC): Pro und Contra. *Diskussion aus der Sicht eines Betroffenen*
ISBN 3-89693-198-9 • 208 Seiten • 4 Abb.

5. Brita Schirmer: Autismus in Berlin. *Ein Handbuch und Ratgeber mit Beiträgen zahlreicher Fachleute*
ISBN 3-89693-201-2 • 254 Seiten • 18 Abb.

6. Nikolai Diligenski: Worte durchbrechen das Schweigen. *Ein russischer Autist berichtet über sich und seine Welt* [Übersetzung aus dem Russischen von Tatjana Langstein-Soljus und Rainer Langstein]
ISBN 3-89693-224-1 • 96 Seiten • 14 Abb.

7. Monika Lang / Arno Koch (Hrsg.): Gestützte Kommunikation – gestütztes Handeln. *Fachtagung vom 16. März 2002 an der Justus-Liebig-Universität Gießen*
ISBN 3-89693-225-X • 108 Seiten • 14 Abb.

8. Dietmar Zöller: Autismus und Lernen. *Erfahrungen mit unterschiedlichen Förder- und Lernstrategien*
ISBN 3-89693-239-X • 149 Seiten • 74 Abb.

9. Dominique Blickenstorfer: MEINE WELT – DEINE WELT. *Meine Lebensgeschichte mit Asperger-Syndrom und Hochbegabung*
ISBN 3-89693-243-8 • 110 Seiten

10. Sylvi Santalahti: Leben mit high-functioning-autism. *Eine finnische Mutter berichtet*
ISBN 3-89693-248-9 • 112 Seiten • 7 Fotos

11. Melanie Matzies: Applied Behavior Analysis. *(Früh-)Förderung bei Autismus unter besonderer Berücksichtigung der Verhaltenstherapie nach O. Ivar Lovaas*

12. vds Brandenburg (Hrsg.): Autismus und herausforderndes Verhalten. *Fachtagung der AG Autismus im vds Brandenburg*
ISBN 3-89693-420-1 • 112 Seiten • 5 Fotos

13. Claire Molnár: Applied Behavior Analysis und die Frage nach Selbstbestimmung
ISBN 3-89693-439-2 • 125 S. • 8 Abb.

14. Christine Preißmann: ... und dass jeden Tag Weihnachten wär'. *Wünsche und Gedanken einer jungen Frau mit Asperger-Syndrom*
ISBN 3-89693-446-5 • 119 Seiten

15. Dietmar Zöller (Hrsg.): Autismus und Alter. *Was autistische Menschen, ihre Angehörigen, Menschen, die mit ihnen arbeiten und Verbände zu diesem Thema zu sagen haben*
ISBN 3-89693-472-4 • 194 Seiten

16. Ute Osterwalder: ASSIA. *Ein ganz* normales *Mädchen*
ISBN 3-89693-475-9 • 119 Seiten • 51 Abb.

17. Nicole Schuster: Ein guter Tag ist ein Tag mit Wirsing. *Das Asperger-Syndrom aus der Sicht einer Betroffenen*
ISBN 978-3-89693-483-3 • 335 Seiten

18. Dietmar Zöller: Ich wollte, dass wir uns verstehen. *Briefe, Tagebücher, Berichte über Reisen (1993-2008)*
ISBN 978-3-89693-544-1 • 412 Seiten • 11 Abb.

19. Kristina Gellert: Persönliches Budget und Autismus. *Ansprüche, Erfahrungen, Hoffnungen und Ängste*
ISBN 978-3-89693-549-6 • 148 Seiten • 3 Abb.

20. Aspies e.V. (Hrsg.): Risse im Universum
ISBN 978-3-89693-274-7 • 226 Seiten

21. Klaus-Jürgen Neumärker: „... der Wirklichkeit abgewandt". *Eine Wissenschafts- und Kulturgeschichte des Autismus*
ISBN 978-3-89693-280-8 • 300 Seiten • 41 Abb.

22. Monika Wend-Erdel: Die Finanzierungssituation evidenzbasierter Fördermaßnahmen für autistische Kinder
ISBN 978-3-89693-295-2 • 145 Seiten • 12 Abb.

23. Dietmar Zöller: Nichts geht automatisch. *Autistische Verhaltensweisen verstehen lernen*
ISBN 978-3-89693-556-4 • 146 Seiten • 1 Abb.

24. Beata Urbaniak / Brita Schirmer: Die Frühförderung von Kindern mit Autismus-Spektrum-Störung
ISBN 978-3-89693-579-3 • 293 Seiten • 81 Abb.

25. AK_Hevonen: Offenes Herz & Schachteldenken. *The Autistic Art of Life*
ISBN 978-3-89693-581-6 • 342 Seiten

26. Brita Schirmer (Hrsg.): Buchstäblich und wort-wörtlich, oder: Die Welt der hochgeklappten Gehsteige. *Konkretismus in Psychologie, Psychopathologie und Psycholinguistik mit besonderer Berücksichtigung von Autismus-Spektrums-Störungen*
ISBN 978-3-89693-592-2 • 220 Seiten • 10 Abb.

27. Tory Kemper: Mo & Tory. *Geheimnis Autismus – Des Rätsels Lösung?*
ISBN 978-3-89693-613-4 • 128 Seiten

28. Sarah Flade: Kunst von Menschen im Autismus-Spektrum
ISBN 978-3-89693-617-2 • 187 Seiten • 30 Abb.

29. Monika Lang (Hrsg.): MAASarbeit. *Barrierefreiheit auf dem Weg in die Arbeitswelt für Menschen aus dem Autismusspektrum*
ISBN 978-3-89693-634-9 • 133 Seiten • 9 Abb.

30. Brita Peterson: BRITA – die STEINZEITfrau. *Eine Autistin irrt durch eine fremde Welt*
ISBN 978-3-89693-649-3 • 251 Seiten • 11 Abb.

32. Anke Lüth: Zauberhafte Lehrlinge. *Meine Schüler im Autismus-Spektrum und ein ganz normales Schuljahr*
ISBN 978-3-89693-686-8 • 114 Seiten

33. Sebner-Brüx, Jahn Georg: Darum prüfe, wer sich ewig bindet ...
Emotionen, Ehe und Elternschaft im Leben eines Asperger-Autisten
ISBN 978-3-89693-752-0 • 167 Seiten

34 Rieck, Susanne: Autismen als Chance *zum Lernen von Selbstverantwortung in Kommunikation und Beziehung*
ISBN 978-3-89693-765-0 • 2., überarb. Aufl. • 124 Seiten • 4 Abb.

WEIDLER bei Frank & Timme
Wittelsbacherstraße 27a, D-10707 Berlin • Tel. +49 30/88667911
info@frank-timme.de • www.frank-timme.de